文經社

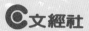

C 文經社

文經家庭文庫 88

# 怎樣瘦身最健康

**鄭金寶** 著

COSMAX
PUBLISHING Co.
*Since 1981*

文經社
Taiwan

# 致讀者

親愛的朋友：

身體要健康，最好是平常注意保養，起碼包括：

1. 注意飲食：了解自己體質，營養均衡，不要暴飲暴食，多吃蔬菜、瓜果豆類，少油鹽。每天順利排便。
2. 適量運動、散步（最好到流汗程度。洗溫水澡後平躺片刻再用餐）。
3. 足夠的休息、睡眠和休閒。
4. 情緒開朗：不生氣，不憂慮、不焦急。
5. 過規律的生活，起居有節度，最好有點時間曬曬太陽。

閱讀文經社的家庭健康叢書，能豐富保健知識，益己益人。但萬一有疾病，仍應就醫為宜。對不正常出血、減重、酸痛感、分泌物變色、硬塊等宜留意。

我們的建議，都是出於關心您和家人的健康。

文經社 敬啟

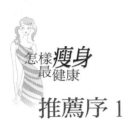
# 推薦序 1

　　鄭副主任在台大醫院工作逾二十年，期間工作努力、勤學專研，並奉派到美國幾家大型教學醫院考察，理論與實務上均有相當深厚的造詣。由於表現優異，在我擔任台大醫院院長時，將她擢升為組長，對於門診的病患，需要營養衛教時，我常常請她來處理，因為她辦事能讓我放心，是我照顧糖尿病患時很好的工作夥伴，許多病患回診時，對她的服務品質及熱誠有很高的評價。

　　鄭副主任利用公餘時間在各大報章、雜誌發表營養相關知識，並且在電視等媒體做此方面的演講，深獲好評。此外，她也是糖尿病關懷基金會的義工。前幾天，鄭副主任在基金會中與我討論新書發表事宜，請我再幫她的新書《怎樣瘦身最健康》寫序。令我好奇，記得去年才幫她的《早餐100分》寫序，想不到事隔一年，她又有新作，敝人對她的勤奮感到非常佩服。

　　這本書分成六大部份，首先談到肥胖的形成、整體減重的全方位策略、正確的減重方法、身體每天所需的熱量以

及解除飢餓感的方法，最後提出數十種簡易輕鬆的減重方法，並且告訴讀者如何設計出屬於自己的減重食譜。本書特點是理論與實務兼顧，深入淺出，特別是加強腦部及飢餓感關係的知識，以及水中運動對減重的好處，都有獨到的見解，只要讀者開卷，相信獲益一定匪淺，在我出國開會前，特撰此序，很高興且鄭重把此書推薦給大家。

前台大醫院院長
前台大醫學院內科教授
糖尿病關懷基金會董事長

戴東原

對於生活在二十一世紀的當代人而言，生活的目標非常多，其中追求身心靈的契合與追求健康美都是當下的重要目標之一。事實上，每個人對於健康美的定義和觀點差異性很大，舉凡儀態談吐、應對禮儀、氣質特色、體態膚色等，皆各有論斷，但相信大家都同意，唯有整體合一的美，才是真正的美。雖然讀者平日生活很忙，但相信只要接觸各種媒體，即可明白，這些都是大家常常提及的重要論題，因而能夠擁有健美的身體，也是擁有健康美的要件之一，當然過重或肥胖則必然是令人望而卻步。

比起從前，當代人有許多生活上的優勢，其中包括營養的取得方便許多，可是未加適當節制，很可能疏忽合理量的原則。此外，營養過度豐盛的現代人生活與工作步調忙碌無暇，終日忙、茫、盲，許多人一有空閒，尋求慰藉的方式中，不少是暴飲暴食的方式，此時能有多少人可以靜心思考，應該如何去抵抗美食的誘惑，並且能夠身體力行地

從事運動。當代都市人也許希望靠藥物保健，但唯有能夠早睡早起，鍛鍊體魄，增進體能，維護身心的健康，才能健康美麗，這些都是當前的難題。

　就好像是「戒煙」一樣，「減肥」是許多現代人經常掛在嘴邊的口號，許多人一不注意，體重即會直線上升，看著日漸有成的中廣體態，不免常會急如熱鍋之蟻，有多少位曾是立志發誓減肥的朋友，但能成功者幾何？究其原因，不一而足，有的人說終日煩忙，哪有空閒運動？有的人說不多吃一些，哪來強強滾的體力應付生活的挑戰？有的人說應酬眾多，盛意難卻，捨我其誰；有的人說體質特殊，喝水也會肥；更有甚者，試遍眾家妙法皆無效，感嘆信心盡失難自強，此恨綿綿無絕期。對於終日忙碌或應酬繁多的朋友而言，若知道肥胖的後果，自當作好日常生活規劃，不妨看看本書，採用本書妙招應付，節制飲食，並且排出時間從事運動；而對一些天賦異稟、吸收效能特佳的朋友而言，自當求助名醫相助，但若是試過許多方法之後，體重「仍有改善空間」者，更應看看本書，身體力行許多有用

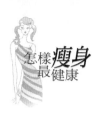

的建議，保證值回票價。

　　本書是鄭金寶營養師的力作，我認識本書作者多年，她是一位非常專業而且敬業的營養師，目前她也是台大醫院營養部副主任，多年來她將臨床經驗整理出書，造福百姓，實是社會之福，在此先向她致敬。本書作者學養豐富，經驗很多，且平日涉獵甚廣，文筆幽默，全書深入淺出，許多「絕招」及「心法」皆不吝公諸於世，相信必然對於許多為減肥未成所苦者，提供不少明示。許多有關減肥的書籍都只注重飲食節制，但本書作者更提出運動與飲食雙管齊下的觀點，由本書內容所提諸多招式，可見本書確實適用於所有階層的讀者，自販夫走卒到達官顯要，都非常適用，而且適合全家閱讀，是一部老少咸宜，不可多得的好書。在此更再度替讀者感謝她的付出。但切忌光說不練，唯有身體力行，才可收效。

　　筆者最近兩個月內，也在規律運動及飲食節制下，減輕了七公斤的體重，內心雀躍不已；恰巧日前受作者之邀為本書寫序，也才有了信心。想起兩個月前尚未曾知道本書作者動筆著述的偉大

行動，已然付諸規律運動及飲食節制行
動，在無心之下達到減重的目標，回想
起來，真正應驗了心理學家榮格常提及
的同步事件，也是奇蹟一件；因此非常
樂意為之序。


台大醫學院教授
台大醫院骨科醫師

楊 榮 森

## 自序
# 怎麼吃，才會瘦

孟子減肥說：

......故天將降大任於斯人也，

必先苦其心志（訓練減重之意志力），

勞其筋骨（努力有氧運動），

餓其體膚（限食、禁食），

空乏其身（減重去肥），

行拂亂其所為（藥物減重影響中樞神經系統），

所以動心忍性，增益其所不能......

這是個過食且運動不足的時代，這也是個人人喊減肥的時代。日前，美國有一個城市，把減重列為全市運動，市長還立下宏願，希望能夠在一個月內，全市人民減重達到多少公噸；雖然尚未看到後續的追蹤報導，但從他的口氣看得出決心與對市民健康的關心。確實，過重不但影響身材外形的美觀，也是造成文明病的重要因素。然而，卻又有很多坊間偏方或道聽塗說的「撇步」，民眾在「以身試法」之後，弄出胃病、精神耗弱或甚至影響生命，這是相當不健康

的做法。

　由於從事營養諮詢工作多年，每當問到這些想減重的朋友，關於他們的減重方法時，真是令人瞠目稱奇，不但花招百出，而且在剛開始時，對於自我要求嚴酷，雖然可維持一段時間，卻都因為無法持之以恆而前功盡棄。在分析其原因時，不難發現大都是由於以下因素：

一.目標過於嚴厲，以致於無法達成而喪失信心，例如：很多朋友總希望禁食一段時間後，身上的贅肉就會不見，若是磅稱指針移動不多，就失去信心，任由它去，導致體重無情的恢復，甚至更甚於減肥之前。

二.美食當前，難以忍受，而自己又意志力薄弱，不小心踏出失敗的第一步，進而一發不可收拾。

三. 錯誤的觀念導致錯誤的用餐習慣──一般人常有些錯誤的觀念，例如：低熱量的食物可以不用限量，因而往往造成過度攝取。

四.以飯局做為獎賞或交誼的方法，造成三天一飯局、五天一聚餐的生活方式，無端地增加應徵次數，使減重效

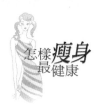

果大打折扣。

五.運動量明顯不足——隨著年齡增加，基礎代謝率下降，應該增加運動量，以提升基礎代謝率，而降低熱量在體內屯積，以避免造成肥胖。又人體若是熱量提供不足，也會造成基礎代謝率下降，只有透過運動，才能維持基礎代謝率，而達到減重的目的。但現代人則大多運動量非常不足，這是影響減重成果很重要的關鍵。

相對地，在輔導成功的個案中，其方法大都能謹守以下原則：

一.分階段訂下「能夠達成的目標」，確實、努力地盡量做到。

二.偶然失去控制，自我放鬆，則趕緊再次出發，絕不放棄。

三.永續經營——當第一階段的目標達成後，或許維持一段時日，再訂定下一個目標，讓自己很有成就感，而總能維持在成功的快樂情緒之中，更能激發下一步的開始。

由於所接觸的減重朋友提出的很多問題及殷殷迫切的眼神，一直促使我想寫本有關「減重」的書籍，針對減重的

自序

概念及方法，提供一些資料給讀者們參考，也期盼各位朋友能確實地依據自己的狀況或條件，選擇適合自己的減肥方法，努力且有信心地持續執行，相信你一定會成功！

　謝謝外子的積極協助及鼓勵，讓這本書得以順利完成！

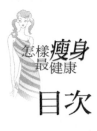

怎樣 **瘦身**
最健康

# 目次

# *1* 減重首先應該具備的基本知識

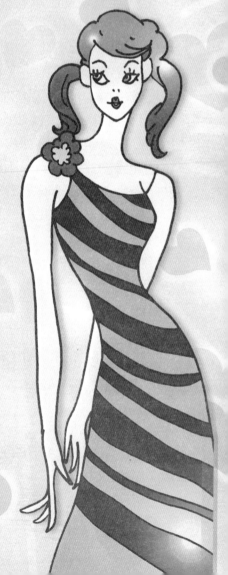

## 脂肪是從哪裡來的？

　　人類能量的主要來源是醣類（碳水化合物）、脂肪、蛋白質三大類，它們供給人類為求生存所作的動作，以及維持體溫所須的能量外，多餘的熱能則轉變成為脂肪（脂質），並且大都貯藏於皮下組織中。

　　脂質是一種化合物，構成份子與脂肪酸有關，包括油類、脂肪、蠟等化合物。脂質不溶於水，卻很容易溶解於乙醚或苯等溶劑中。它不溶於水，因此所佔的空間便比較小。由於1克重的脂肪可以產生9.3卡的熱量，比碳水化合物（醣類）僅能產生4卡的熱量，幾乎高出一倍以上，作為熱能的貯存倉庫實在是非常理想，因此身體會把多餘的能量轉變成脂肪，或把剩餘的脂肪貯藏於脂肪組織中，以備不時之需。

　　脂質依結構、化學成份的不同，在營養學上粗略的分成三大類：

1. **衍脂類**：由下列二種脂類水解而產生的物質，例如飽和脂酸、不飽和脂酸、甘油、固醇（如膽固醇）、類固醇等。

2. **複脂類**：除了中性脂肪外，應含有其他基團共同合成的脂類，例如磷脂類（卵磷質、腦磷脂等）。

3. **單脂類**（或稱為簡單脂類）：由脂肪酸（脂酸）和醇類共同構成。

　　單脂類包括蠟類——例如蠟燭，和中性脂肪。中性脂肪（三酸甘油脂）由脂肪酸（三分子）和甘油（一分子）共同合成，所以稱為「三酸甘油脂」（或「三甘油脂」，也

稱作「甘油三脂」)。中性脂肪可成分脂肪（魚油、豬油、奶油、牛油）和油類（植物油，如：黃豆油、麻油、沙拉油、花生油、葵花油、橄欖油、苦茶油）。

*註：中性脂肪是指不帶電荷的脂肪。

　　人體的脂肪細胞最主要除了貯藏於皮下組織之外，其他便是在腹部、腿部及大小腸道內，或包圍在內臟組織的周邊外表。這種組織簡直就是一個彈性的「能源轉化兼儲存庫」，它可以將醣類、脂肪、蛋白質再轉化成為「三酸甘油脂（脂肪）」型態後，儲存於其中，等到飢餓或需要時，再逐漸釋放出來。三酸甘油脂靠著「血脂蛋白」的幫忙，被運送到脂肪細胞，而當脂肪細胞的容量達飽和點時（可擴大幾百倍甚至近千倍），它就沒辦法再變大，此時便自行分裂，而形成更多的脂肪細胞。

　　如此反覆的形成和累積，終於成為可觀的脂肪組織，使人的身材逐漸變形，尤其中腹部首先發難凸出；而且，實際上對於身體健康來說，已經是危機四伏，不可不注意了。


## 為什麼人體需要脂肪？

　　在寒帶的北極熊或冬眠的動物，嚴冬酷寒，根本沒有食物，它們求生存的方法，惟有依靠在夏季食物豐富時拼命地吃，然後累積能量在體內的脂肪組織中，以供漫長冬眠之用。上古時期的人類可能也是一樣，三餐不知在哪裡？因此也如同動物一般，只要有機會便須拚命

地吃，等到食物缺乏時，就可以消耗體內貯存的能量，以度過危機。所以，造化者奇妙的設計，使我們的脂肪細胞居然可以擴充到千百倍以上，稱它為「三合一的工作站」──彈性的能源轉化廠、能源貯存庫、能源供應站，應該不會太離譜。

脂肪除了供應能量外，還具有防震的功能，可以用來保護體腔內的內臟，減少器官之間的磨擦，也可作為絕緣體來保持體溫，更是構成細胞膜或細胞的重要原料，當然某些激素的合成也少不了它。它也有如同醣類的重要功能──供應能源，因此身體不必浪費蛋白質，使蛋白質免於氧化，而能專心於執行建造和修補組織的功能。此外，適量的脂肪能使皮膚豐滿並消除皺紋，使肌肉更具彈性，令身體的曲線表露無遺。

對現代的人類而言，脂肪組織似乎並未顯示出它的重要性，不過最近的一些報導指出：「脂肪不是人體多餘的組織，而應該把它升級為人體的器官，對於保護身體四肢、器官、調節內分泌和免疫系統，或是調節女性生殖系統方面，均扮演重要的角色──脂肪不足的女性，會有月經或妊娠上的問題；此外，還有對於腦部功能的運作等，也非常重要。」最近，科學家更從脂肪中分離出幹細胞，而指出人體的脂肪是幹細胞的豐富來源，這種發現更是令人驚喜。

# 脂肪與肥胖是好朋友嗎？

脂肪組織對於冬眠的動物而言，至今仍是絕對重要的，但是，對於進入現代社會、營養過剩的人類而言，則是一種致命的負擔。身體貯存過多的脂肪，會造成心血管疾病，影響血脂肪、血糖濃度，造成血壓過高、中風、糖尿病、痛風、腳關節炎、睡眠時呼吸中止，甚至提高乳癌、腸癌等疾病的機率。

不過毫無疑問的，我們肯定適度的脂肪組織對身體的貢獻，但是，過多脂肪組織所形成的肥胖或過重現象，則令人憂心重重，這是文明社會的無形殺手。根據不久前的報導（2000年9月），肥胖問題不僅困擾工業化國家，隨著全球經濟的發展，連開發中的地區也開始感到肥胖壓力所造成的問題。社會經濟的轉型，改變人們的生活習慣及食物的攝取，加上運動時間的相對減少，肥胖人數的增加是可以預期的。因此，肥胖已成為全球性的問題，而都市居民更是首當其衝。

由於飲食習慣的重大改變，脂肪、醣類和精製食品的大量攝取，以及活動空間的不足，台灣幾個人口聚集的城市，肥胖人口已經不算少數了，從坊間如雨後春筍般興起的減重場所，以及各式各樣、五花八門的減重廣告，就可以看出這個問題的嚴重性和普遍性。因此，筆者把多年來在醫院臨床上的經驗，以及各種相關的必要基本知識，整理成書，提供給想要減重的人士作為一本具有實用價值的參考手冊。

## 你是怎麼變胖的？

說到肥胖的原因，其實是很簡單的，只要你吸收進入體內的熱量，超過人體所需要的熱量，那麼多餘的熱量便會轉化成為脂肪，貯藏於身體各部位，長期累積之下，身體就會開始慢慢變形，肚子凸出來，出現雙下巴，屁股變大，腿部變粗——這時，你就已經變成一個胖子了。

所以我們吃進肚子裡的食物，老是超過身體所需要的，再加上沒有充分的運動，把多餘的熱量消耗掉，那麼令人心煩的現象便會逐漸形成。右圖是營養素變成脂肪的過程，用很簡易的圖程表示出來，並且將利用此圖提出解決肥胖的方法。

## 減重應該從哪裡開始下手？

從右圖中可以看出，減重或控制體重可以從下面幾個階段著手：中樞神經系統、攝食系統、消化系統、身體細胞及脂肪組織。

1.中樞神經系統的腦部是控制一切思維及行動的中心，因此對於飲食習慣的養成，可透過改變思維模式的方式，來改變陳舊過時且不正確的觀念，配合學習及灌輸正確的飲食知識，共同形成一道預防肥胖的無形大牆。

然後利用食物或藥物，來調整下視丘的「攝食／飢餓中樞」以及刺激「飽食中樞」，來壓抑或降低飢餓感

# 肥胖的形成以及減重策略簡圖

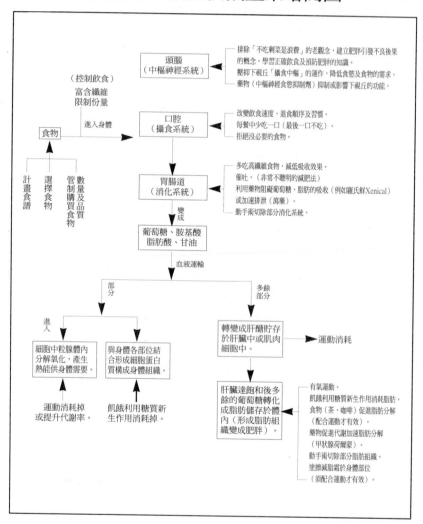

和食慾，終而達到減重或預防肥胖的目的。但我們並不建議使用這類的「中樞神經食慾抑制劑」，除非能確實證明它沒有副作用，否則既然能影響下視丘的功能，當然讓我們有理由相信，它也可能會影響其他腦部的功能，不可不慎。

2.在攝食（口腔）系統方面，我們可以改變飲食的習慣、方法和速度，拒絕不必要的食物，採行各種控制飲食的方法（在第五章中，我們將有完整的介紹），來幫助我們減少熱量的攝取。

3.在消化系統（胃腸道）中，為了減少對於營養素或脂肪的吸收，可以多食用高纖食物或錠劑（例如舒沛或羅氏鮮）來破壞或減低其吸收率。但某些人使用反覆摧吐的方法，則會傷害消化器官和心臟；至於心理方面的影響，更是無形而長遠的，「厭食症」的現象是不能忽視的。藥物的使用，可用來阻礙葡萄糖或澱粉的吸收，也可抑制腸道中「三酸甘油酯解酯酶」的作用，而讓脂肪不易分解吸收；更有人使用瀉藥，以達到完全無法吸收，且可快速排除所攝取的食物。但長期使用這些藥物，會造成營養不良，因此，代謝及中樞神經的反應也就會不正常。

4.消除人體的細胞或器官中的能量，最好的方法就是透過運動，快速且有效地把它們消耗，以免營養素過剩而形成肥胖。

5.最麻煩的是脂肪組織中的厚層脂肪，要如何消除它才是令人煩惱的，我們可以透過有氧運動來燃燒脂

肪；也可利用飢餓使體內產生「糖質新生作用」——利用體內的脂肪及蛋白質重新產生葡萄糖，消耗掉部分的脂肪或肌肉；也可利用藥物，例如服用「甲狀腺荷爾蒙」以加速新陳代謝；或塗擦廣告的「瘦身霜」——最主要的成份是一種治療氣喘病的藥物「阿密諾飛林(Aminophline)」，臨床上是一種安全的傳統口服藥，但有些人會有過敏嘔吐的現象，對心臟病患者較為不妥；此藥物的功能是放鬆作用，塗抹在某部位，則該部位的肌肉便會鬆弛下來，於是，貯藏於肌肉內部的脂肪便可游離出來。此時如果配合喝綠茶或咖啡之類的飲料，效果應該會更好；因為這類飲料中所含的茶鹼及咖啡因，可以活化「三酸甘油酯解酯酶」，有助於體內脂肪的加速分解燃燒。但必須注意的是，假如沒有加上運動把它們消耗掉的話，則是空忙一場，游離的脂肪酸不過是運輸到別的地方，然後又會重新恢復原狀。

　　整體說明後，讀者應可了解美國食品藥物管理局（FDA）及國內最近核准的「oristate」——廣告譯為「讓你酷（Xenical）」或「藍色小丸子」，其實就是一種消化系統胃腸方面的「脂肪抑制劑」，使脂肪不易分解，而達到身體不能吸收的目的。只是，過度依靠它們也必須付出代價，長期的使用會造成營養不良，因為脂溶性的維生素A、D、E、K等，會因缺少脂肪而減少吸收，那麼代謝的作用便會深受影響。事實上，從報告中也可看出它的嚴重副作用，最明顯的便是代謝、消化及中樞神經系統發生問題，因此使用前應該請教專業醫師、藥師

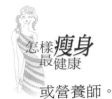

或營養師。

　　最近國內醫師研發出的減肥「去體脂肪」處方，其內容最主要就是所謂的「咖啡因」和「麻黃素」——兩種可加速脂肪分解的傳統減重植物成份，再加上氣喘藥物「阿密諾飛林」及中樞神經系統下視丘的「攝食中樞食慾抑制劑」等共同組成的。但我們仍必須強調，這種處方假如沒有配合飲食的控制和適當的運動，效果還是會打折扣的。

## 什麼是最有效的減重法？

　　談完各階段的減重策略後，我必須回頭來稍作說明一個很基本的問題——食物的選擇及控制，這對控制體重而言，是身居把關者的重要地位，更是減重成功的第一基本要務。因此，不妨先參閱本書最後一章所附的食譜，並詳加盤算每日每餐的熱量，然後依此菜單採購所須的食物，嚴格控制採購的食物、品質、數量；並且限制每天或每餐的伙食費用，例如買了魚就不買肉，拒絕肥肉、油炸食物、甜食等，數量不超過定數，重量不超過幾斤，伙食費每餐不超過多少元等等規定，以此作為減重的積極方法。

　　綜合上面的減重策略後，我建議最安全、可靠、便宜、健康、美麗的減重方法是，採取飲食的適當控制，以及積極且有恆的長期運動，雙管齊下，這樣效果會最好、最長久。反之，利用藥物減重，只能作為暫時性的

輔助方法，長期下來是耗錢且傷身的。

目前在美國約有三千萬人受到過重的困擾，每年全國花費在減重的藥丸、設備、書籍、廣告等，總值超過美金百億元！其中藥物的部分包括醣類吸收阻斷劑、脂肪吸收抑制劑、食慾消除劑、代謝加速劑等；各種藥物成份複雜，有的甚至含有利尿劑、安眠藥、安非他命等，以及一些被禁用的藥物。這些藥物的功效因人而異，有些暫時有效，有些則根本無效，因為如果不懂得配合飲食和生活習慣的全方位減重，是不可能得到良好效果的。

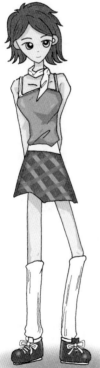

通常的減重計畫，假如強調單一的「飲食控制」，那麼在減去脂肪的時候，也一定會減掉很多的肌肉。假如減重失敗又回復原狀時，則肌肉沒有恢復而是變成脂肪，反而更糟糕。因此，有幾個基本觀念是減重者必須特別注意的：

1.使用藥物來促進脂肪分解成游離脂肪酸，但假如沒有加以運動消耗掉的話，脂肪酸最終還是重歸脂肪組織，而沒辦法達成燃燒脂肪的目的。

2.適度的運動可以帶動肌肉的合成（建造肌肉）。

3.肌肉運動是負責燃燒脂肪的最主要代謝活動，想要減重，則維持肌肉的數量是必要的。

4.減重後，如果沒有同時運動，以增加肌肉量或維持原
  肌肉量，則體重不久又恢復的機率相當大。

5.運動配合飲食控制，可以燃燒及去除多餘的脂肪，同
  時肌肉量不會因「糖質新生作用」而減少，反而會因
  運動而增加，身體會變得更健康，身材也會更好。

有了上述的基本概念後，那麼，假如我們每天要減
少500大卡（約原先飲食能量的1/4）作為減重的目標，可採
用的方法有：

1.每日減少攝取500大卡（3/4熱量減重法）。

2.每日運動消耗500大卡（1/4耗能減重法）。

3.減少攝取250大卡，配合運動消耗250大卡（3/4原熱能混
  合式減重法）。

這三種方法皆可減重，但效果完全不一樣，臨床上
可以發現：

1.運動法的脂肪減少最快，控制飲食法的脂肪減少較
  慢。

2.運動法的體重減少最多，控制飲食法的體重減少最
  少。

3.若採用運動混合控制飲食，或是單純採用運動減重
  法，則肌肉會增加，但僅靠控制飲食法，則肌肉將會
  流失。

4.整體健康評估，採用混合運動和飲食控制的方法，結
  果最好。

　　這種結果顯示，雖然減重方法琳瑯滿目，但效果最好且長久，又兼具美容、塑身和健康的最佳方法，毫無疑問的是採用混合運動和控制食物的方法，我們稱為「3/4原熱量混合運動及控制飲食減重法」或「七五折原熱量混合減重法」，簡稱為「3/4混合減重法」。

　　在接下來的篇章中，我會逐一介紹食物的控制、簡單的運動方法，以及食譜的安排等。

# ② 正確的減重方法

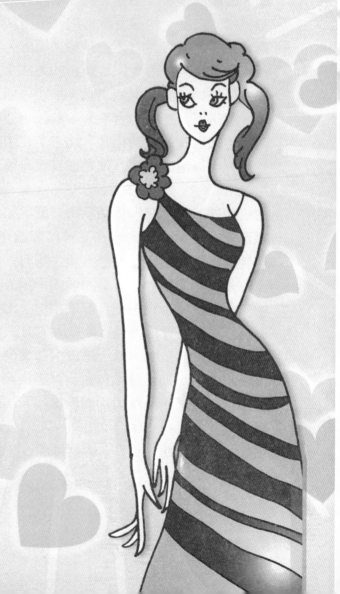

# 一.不健康的減重法：激進快速的減重

　　為了快速達成減重的目的，有些人不惜採用動手術、抽脂、塑身、藥物，甚至斷食的方法，但這些都不是正當的方法。快速且激進的減重方法不但不能持久，而且對身體有害。有人急於在短期內，清除長時間全身所累積的贅肉，因此採取斷食的方法；更積極的人就乾脆到外科動手術，例如去脂、抽脂等切除脂肪組織的手術，或是胃、空腸吻合手術，其後果造成身體的負面影響，包括血腫、脂肪栓塞、妨害消化道吸收、貧血、尿道結石等後遺症，簡直就是把自己身體當作實驗室的小白鼠！

　　此外，也常有人藉助藥物減肥，如用安非他命，或類似安非他命作用的「交感神經刺激劑」，這些藥物會抑制攝食中樞，降低食慾，產生噁心，減少睡眠，上癮時會失眠、便祕，並有暴力傾向。另外，也有人使用利尿劑，但這只不過是把身體的水份排出，取得暫時性的體重下降，其實是一種自欺欺人的方法。

　　更誇張的是吃瀉藥，這會引起腹瀉、食慾減低，經常使用的話，則易發生貧血及胃腸疾病。最近則又有人發明吃膨脹劑，此劑大都屬於纖維素，大量攝取會影響礦物質（如鈣、鐵、鋅等）和維生素的吸收。這類藥物往往都會造成代謝不正常，影響健康，不值得提倡。

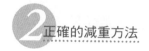

# 斷食減重法

　　特別值得一提的是，有人採用斷食或果菜汁等無熱量、極低或超低熱量減肥法（每天攝取的熱量約300～400大卡或更少），這種太快速的減重，對身體直接且立即的反應結果是：

1.飢餓難耐導致疲倦、神經興奮、脾氣暴躁、心神不安、疑神疑鬼等。
2.腦部功能失常、精神不集中、記憶力衰退，引發神經衰弱、失眠、意外事故等。
3.皮膚失去光澤、乾燥、沒彈性，臉色蒼白、雙眼無神、頭髮乾燥甚至落髮。

　　而斷食對體內器官功能的影響則是：

1.**心血管／呼吸方面**：增加心肺負擔。出現心跳下降、血壓下降、氧氣消耗量下降、二氧化碳下降、心輸出量下降、血膽固醇上升、尿酸上升等現象。
2.**消化方面**：腸道蠕動變慢、便祕等。
3.**代謝方面**：對寒冷的敏感度增加、瘦肉（肌肉）組織減少、酸中毒、基礎代謝率下降、電解質不平衡、脫水、內分泌不正常等現象。

　　考慮到上述諸多的缺點，及影響身體正常功能，甚至造成終身缺憾，不可不慎。事實上，斷食減重在執行上也是有問題的，不僅是不易執行，更糟糕的是它的後果——停止斷食後，恢復飲食，則體重馬上恢復，且變本加厲。

# 斷食會影響生命安全嗎？

在斷食的情況下，人體毫無選擇的餘地，只好消耗體內組織中的脂肪和蛋白質來作為能源，它的方法是利用體內蛋白質分解而成的部分胺基酸，以及脂肪水解後的部分甘油，兩者均可合成數量不少的葡萄糖來維持血糖濃度。生理學家把體內的這種行為稱做「葡萄糖新生作用」或「糖質新生作用（Gluconeogenesis）」。當然，它需要數種內分泌腺所分泌的荷爾蒙來幫助，才能發生作用。這個過程的主角是脂肪，它是飢餓中期主要能量的來源，因此會不斷地消耗，直到身體所貯藏的脂肪酸被消耗光為止。

脂肪消耗完後，接下來身體就會開始消耗蛋白質。生理學家將它分成三個階段，首先是快速消耗肝臟中的蛋白質，把它分解成為胺基酸，然後與脂肪分解後的甘油再轉變成葡萄糖──即「糖質新生作用」，來供給腦部所須的葡萄糖（因為大腦的唯一能源是葡萄糖）。第二階段蛋白質的消耗速度便減慢了，此時葡萄糖的生成速度也降低下來，相對的，蛋白質消耗的速度也隨之而降。等到脂肪用光時，則進入第三階段，供給身體能源的惟一來源便是蛋白質了，它與脂肪比起來，所產生的能量差太多了，約一半而已，脂肪每克能產生熱量約9大卡，而蛋白質僅約4大卡，補救的方法只好更快速地消耗蛋白質，以維持生命系統的運作。蛋白質是維持細胞功能所不能缺少的東西，少了它，人體抵抗力、代謝功能均受影響，所以，當體內的蛋白質消耗到正常的一半時，

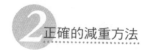

就可能影響到生命的安全。因此不當的斷食，其代價是難以評估的。

## 斷食的後遺症

話說回來，如果在斷食過程中發現不當，恢復進食，則在飢餓的情況下，攝食中樞發號施令，要求快速補給，那麼在沒有理性的控制下，往往會大吃一頓，而且反而比減肥前更糟糕，因為有一個很重要的因素存在，即是人類隨著年齡的增加，「基礎代謝率」反而會下降。

「基礎代謝率」是指一個人在適當環境下，平躺保持清醒狀態時，用來維持最基本的生理活動所需要的最低熱量。一般人隨著年齡的增加，基礎代謝率會下降，除非減少食量或增加運動，否則體重勢必會增加，這是不可避免的事實。因此除非減少攝食，否則斷食後無計畫性的飲食，再加上沒有正常的運動，身材反而會比以前更糟糕，尤其是腹部。

斷食減重法還有一個很嚴重的後果——「酮酸中毒症（Ketosis）」。由於斷食的結果，會使體內幾乎沒有醣類的代謝作用，部分能量的來源是靠消耗脂肪，而使脂肪組織流失脂肪酸的速度加快，在這種情況下，脂肪酸會在肝臟內分解成「酮醋酸」，然後離開肝臟運輸到其他的細胞；「酮醋酸」是屬於「酮酸（Ketoacid）」的一種，可與其他物質合成「酮體（Ketonebody）」，人體細胞

能代謝「酮酸」的數量是有限的，所以，血液中的酮酸濃度便會變得很不正常，有時會超過正常濃度的30倍，而產生酮酸中毒，這種現象稱為「酮酸中毒症」。除此之外，「酮酸」在排出體外時，會與「鈉」結合，造成鈉離子也會跟著排出體外，而造成身體「脫水」的現象，導致體內酸鹼濃度失去平衡。

## 吃肉減肥法──光吃肉，也可以減肥嗎？

　　了解上述情況後，我們可以來研究坊間流行的一種「吃肉減肥法」。這種減重法是以高蛋白或高脂肪的肉類為主要食物來源，而限制或完全排除醣類的攝取，例如可隨意吃肉類，但不吃米飯、麵類或水果等。這種方法的理論基礎大概就是「特殊情況下的脂肪消耗」──人類受到外界的壓力，而使交感神經系統興奮時，腎上腺髓質會釋放出「腎上腺素」，使血糖和脂肪酸的濃度明顯上升，這時體內脂肪酸的增加比葡萄糖高，因此在外界壓力下會傾向消耗脂肪。「吃肉減肥法」就是想用這種方法使血糖下降，然後，刺激腦下腺分泌的激素和腎上腺素，促進脂肪的燃燒，消耗脂肪，使體重下降。

　　但是攝取過多的肉類，不僅僅會造成腎臟的負擔，尤其是肉類富含油脂，即使是瘦肉也幾乎佔了50%的油脂，因此在沒有醣類的來源下，

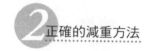

以脂肪作為能量的來源，其代謝的結果會產生大量的酮體，短時間內無法排洩出體外，嚴重的情形會引起「酮酸中毒症」，造成鈉及水份的流失，對於身體代謝有重大的負面影響；長期下來，也會因不當的攝取過多蛋白質和脂肪，造成胃的負擔，並使血尿酸、血膽固醇及血脂肪上升，無形中增加心血管疾病和腎臟病變的發生，實在是拿自己的生命開玩笑。

　　基於上述的種種原因和缺點，我們並不鼓勵採取快速且激烈的不當減重方法，這應該是屬於醫療行為了，除非有醫師或營養師等專業人士的幫助，千萬不要自作聰明，隨意採行道聽塗說的方法，否則所造成的後果將會令人遺憾終身。

## 二.安全健康的減重法：飲食控制

### 控制飲食的基本原則

1.均衡飲食、低熱量、低脂肪，適量纖維、適度運動、採用多階段減重。

2.設定每天減少攝取500卡熱量（每日攝取總熱量2000卡×1/4），一星期約減半公斤，每個月約減2公斤，做為第一階段的減重目標。

3.每日攝取量控制在1200～1600大卡範圍內。（採每日攝取總熱量的2/3或3/4，例如2000×3/4＝1500大卡）

### 控制飲食的要點及方法

1.進食應該採行多種類雜食法——每天要選35種以上不同的低脂、低熱量的食物，以獲取足夠的營養素。

2.「六少、六多飲食法」。

　　**六多**——多五穀根莖類、多海鮮蛋白質、多深色蔬菜類、多低甜份水果類、多豆類、多喝茶類飲料。

　　**六少**——少油脂類、少速食油炸類、少甜點或精製食品類、少零食、少甜飲料類、少加工食品類。

3.「少量多餐法」——分散飲食可以避免脂肪的形成。

4.「定量法」——限定食物於固定容積的餐具內，使胃口逐漸變小。

5. 飢餓進食法——有飢餓的感覺時，如果能夠配合運動20分鐘後才進食最好，因為可以消耗部分脂肪。

6. 拖延吃飯時間法——食物定量，但把飲食的時間拖長，細嚼慢嚥，當身體血糖上升後，便不會那麼飢餓，一有飽足感，胃口便會打折扣。

7. 吃「大而無用」的食品——選擇食品體積大，但含熱量低的，例如青瓜、蕃茄、茄子、竹筍、小黃瓜、苦瓜、冬瓜和各種蔬菜類等均可。

8. 用餐時，先吃蔬菜、水果，次為五穀雜糧類，最後才吃些含蛋白質的食物或肉類（去脂）。

9. 多喝綠茶代替其他飲料。

10. 用餐時，先喝無油脂的湯類、流質類，然後才開始吃固體食物。

11. 海鮮魚類優先，瘦肉次之，含脂肉類需限量。

12. 採用「六不原則」——拒食油炸類、拒食富含脂肪的肉類、避免睡前夜點（餓得受不了時，可吃低脂低熱量的蔬果，例如蕃茄、芭樂或小黃瓜等）、不吃零食、謝絕甜點、不喝含糖的飲料。

13. 養成每天稱體重和運動的習慣。

14. 早餐一定要吃（這是減重第一步）。

15. 採用「大贏小失、六緊一鬆法」——減重六天，可以放鬆一天，如此大贏小輸，才不造成身體和心理的過度反應，而能夠堅持更長的減重計畫，直到減重成功。若是一味地要求過嚴，一旦引起身心的反感，效果反而不佳。

## 減少甜點與精製食品的攝取

甜點與精製食品是威脅富裕國家人民健康的慢性殺手，更是肥胖的重要因素。

人體攝取醣類（碳水化合物）食物，經過消化吸收後，血液中的葡萄糖濃度便會上升，這時，監控血糖濃度的「腦下視丘」發覺血糖濃度不正常，便會命令胰臟分泌胰島素，使胰島素的分泌量快速增加，接著細胞膜上的「胰島素接受體」便會與胰島素結合；此時，胰島素接受體便指揮細胞盡情地吸收血液中的葡萄糖（包括胺基酸），所以，養份便很快地被輸送到身體各部位被利用。過多的葡萄糖則以「肝醣」型態被貯存於肝臟或肌肉中，等到肝臟和肌肉細胞中的肝醣達到飽和後，才會把多餘的葡萄糖轉化成「三酸甘油脂」（脂肪），並且儲存於脂肪組織中，利用這種方法來調節血糖濃度，使它在身體中維持正常。

國人攝取的食物，假如是以單醣類或纖維量少的食物為主（葡萄糖就是其中之一），例如甜點或精製加工過的食品，它們不須經過麻煩的消化吸收，便可以快速地進入血液之中，使血糖濃度很快速地上升，胰臟也必須快速地分泌胰島素，將它輸送到身體各部，以便降低血糖濃度，來維持濃度的正常，這種情況非常不好，缺點有：

1. 血糖濃度長期反覆快速上升下降，使胰臟疲於應付，終而導致胰臟功能受損，各種文明病——糖尿病、血管性及其他疾病——就會相隨而來。

2.快速且大量的供應單醣類食物，身體就必須快速地處
  理掉多餘的養份，等到腦部和其他部位需要葡萄糖
  時，反而沒有，於是又引發飢餓感。這種「快飽快
  餓」、反覆吃零食以滿足沒有理性的食慾，結果使脂
  肪快速的累積，便是肥胖的重要原因之一。這類食品
  的作用，來的快去的也快，如此重覆的引發飢餓感而
  導致不良的後果，我們稱之為「葡萄糖風暴效應」或
  「精美食物脂肪累積效應」。

## 多吃多醣類食物和富含營養素的蔬果

　　由於上述的缺點，因此應該多食用未精製的全穀
類、地瓜芋頭等根莖類，以及深色的蔬菜和低熱量的水
果類。對於這些食物，人體必須花費較多的時間來消化
吸收，結果供應人體的葡萄糖時間便可以延長，血糖濃
度也不會變化太快；如此一來，胰臟便可以逐漸穩定地
分泌適量的胰島素，來調節血糖濃度，這些糖分便可以
被充分地利用，也就沒有多餘的葡萄糖進入肌肉，或轉
化成脂肪貯藏於脂肪組織中。以下就是攝取這類食物的
優點：

1.使胰臟的工作正常，人體可免於糖尿病、心血管、腎
  臟等疾病的威脅。

2.腦細胞可以不必與其他組織爭奪葡萄糖作為能源，它
  可以長期且穩定地獲得所須的能源，因此腦功能可以
  正常運作，做事、讀書的效率便會提高，成果相對也

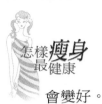
會變好。

3. 多醣類的食物往往含有豐富的纖維質，纖維像長鍊或網狀結構，可以把脂肪及其他物質在腸道中攔阻下來，把它們包圍或纏結起來，然後隨同糞便排出體外，因此，可以降低營養素和脂肪在腸道中被吸收。除此之外，高纖維食物是防止便祕的最好方法（要配合充分的水份），更是預防腸道病變的最佳武器，因此，要降低體重、控制體重或保持身體健康，適量的纖維是非常重要的。

4. 沒有多餘的葡萄糖轉化成為脂肪，貯藏於脂肪細胞或其他組織中，如此就可以預防肥胖，並且可以降低血壓及心血管等等文明病。

5. 未精製的食物往往比精製的食物富含纖維質，更含有礦物質及維生素，對於人體的代謝作用具有重要的輔助地位。現代人吃的精製白米、白麵包或罐頭，比起胚芽米、燕麥、全麥麵包或饅頭、五穀飯、地瓜飯等，營養素含量便差很多，對於身體的發育反而有負面的影響。

6. 低熱量且新鮮的蔬菜、水果，例如蕃茄、芭樂或深色蔬菜，除了富含纖維質外，更是提供維生素、礦物質的食物，也是構成輔酶的重要物質，是維持人體代謝作用正常不能缺少的東西。這類食物因含熱量低，所以是減重者的最佳終生伴侶。

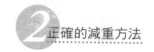

# 以綠茶代替含糖分或酒精飲料

口渴或用餐時，應該少喝含糖或酒精的飲料，多喝茶類，特別是綠茶。醣類在人體中產生的熱值每克約4大卡，酒精約7大卡，所以，這類飲料中含有不少熱量，積少成多，是肥胖很可怕的無形幫兇。

綠茶中含有咖啡因和「甲基嘌呤類」的化學成份，可以增加身體的代謝率，促進人體內的三酸甘油脂分解成為「游離脂肪酸」，使它被氧化燃燒掉而產生熱能。不過，這些熱能如果沒有靠運動消耗掉的話，游離脂肪酸還是會再被合成三酸甘油脂，繼續儲存於體內；因此喝了茶三、四十分鐘後，最好作些運動，才會達到減重的效果。這種方法的效果雖然較慢，但是很穩定且安全，也有助於提振精神。

綠茶中還含有「多酚類」，主要成份是「兒茶素」，具有抗癌、防癌的功能，其中所含的維生素B、C、E，以及及胡蘿蔔素，均是抗氧化劑，能幫助清除人體內的「自由基」及預防老化。

此外，綠茶更具有預防中風、心臟病、殺菌、預防牙周病、抑制流行性感冒病毒的生長以及與人體細胞結合，使病毒無法入侵人體，功效很廣，是非常值得鼓勵的減重健康食品。但是患有心絞痛、心律不整、結石、懷孕、貧血或對咖啡因有過敏者，則不宜喝濃茶。

## 睡前吃宵夜容易變胖

　　一般而言，正常人在睡眠時，熱量的消耗比「正常基礎代謝率」（BMR）少10％；例如身高150～160公分，體重50公斤，約25歲的女人，晚上睡8小時，在此時間內，會比不睡覺的情況下，減少支出的熱能約為50卡。換句話說，晚上對於所吃下的東西最能充分吸收，很少浪費。因此，若是吃了宵夜（假設約200卡的熱量）而沒有運動的話，多餘的熱量馬上會轉變成脂肪，貯積於體內，不須1個月，累積的熱量約達7500卡（每晚（200＋50）卡×30天），便可增加1公斤的體重，一年約增加12公斤，這是很驚人的成長速率。

## 有飢餓感後才進食

　　攝食的時間，以產生飢餓感後約30分鐘或1小時較適當，如此可以消耗部分的脂肪，來重組葡萄糖，以供身體所需，更可以確實避免熱量的剩餘而轉化成脂肪，但也必須避免過度的飢餓感。

　　假如能配合運動且採行少量多餐制，長時間下來，便可消耗體內的脂肪於無形，對於身體的外形，內部的組織、器官或生理機能，均可以得到穩定且溫和的改進，這才是比較妥當的減重方法。

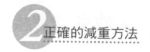

## 早餐一定要吃

根據美國長達10年的調查，有吃早餐習慣的人比不吃早餐的人長壽，不吃早餐的人比吃早餐的人更容易變胖。

據美國華盛頓大學醫學院的研究，吃早餐的人新陳代謝會比不吃早餐的人高出約40～50％。早餐適當的話，對一天的工作效果會有重大的影響，對體重下降也有幫助。另外，吃早餐的人，晚餐比較不會想大吃大喝來補償自己，所以整體而論，吃早餐是有益於減重的。

## 「大贏小失減重法」

嚴格減重六天，可以讓自己放鬆一天；或嚴格減重五天，然後正常飲食一天，再自己放鬆一天。這種方法可依上班及休假日期來作調整，特別是現在已實施周末休假的上班族，安排星期一至星期五嚴格執行減重計畫，星期六、日趁機出外遊玩運動時，可略微放鬆計畫，稍微犒賞自己，吃一點喜歡的東西，但不要過份。如此一來，可使減重的壓力不致太大，也較能夠持續更久的時間。

## 「七五折減重法」

在本章開頭，我們已設定每天減少攝取500卡熱量，做為減重的參考基準（可±100卡），所以，每天所攝

取的總熱量需控制在1200～1600大卡範圍內。這種熱量約為人體每日所需熱量的3/4左右，也就是每日要減少攝取1/4的營養成分左右。

「七五折減重法」，又稱為「3/4折扣法」或「6/8折扣法」（依此類推），也有人稱為「3/4原熱量減重法」。在實際應用上，就是把原來吃的東西，分成4份（3/4）、8份（6/8）、10份（7.5/10）、12份（9/12）、16份（12/16），僅吃其中的3份、6份、7.5份、9份或12份，例如平常吃的饅頭、包子、蔥油餅、便當、麵包、飯、水果、肉類，假如分成4份，則僅吃3份，1份不要吃；假如分成8份則僅吃6份，2份不要吃，餘者類推。

這個方法非常容易實行，可以避免那些複雜的熱量計算方法，用眼睛看，頭腦作判斷，便可了解自己攝食的大約情況。此法可配合養寵物（例如狗）來分食，或乾脆把餐具全部換成小號來控制飲食。

## 三階段減重法

體重增加的道理很簡單，就是攝取的能量多過於消耗的能量，多餘的能量變成脂肪而儲存於脂肪組織中，這種組織的日夜累積，於是體重便會增加。

同樣的，減重的道理也很簡單，只要攝取的能量少於消耗的能量，便可達成目標。因為當能量的收入與支出呈現負數時，便須消耗脂肪或蛋白質，經由糖質新生作用轉化，而產生葡萄糖，來供應身體的需要。

　　脂肪組織的結構主要是脂肪，約佔2/3，此外還含有蛋白質和水份。理論上，體重增減一公斤所需的熱量約為7700卡，因此，假設每天攝取的能量減少500卡，則一星期約減少3500卡，二星期約為7000卡，一個月則幾乎可達14000卡，這個熱量值約可減重2公斤，一年下來，則可減重達約24公斤，效果雖慢但是驚人，是一種安全的減重計畫。

　　但這只是理論及理想中的說法，實際上要是這麼容易的話，減重者早都已經成功，減肥中心、美體機構或健身房等早就沒有存在的空間，減肥藥物也不會琳瑯滿目到處充斥了，為此特別將減重分成數階段及各階段目標，如下：

## 1.初步階段──低糖低脂低熱量飲食──邁向減重成功第一大步。

　　通常減重的初期階段是很有效果的，最主要的是一方面自己要求，另一方面，由於採行低糖、低脂、低熱量的飲食，所以會產生酮體，在酮體排出體外的時候，它會與鈉結合，勾引鈉共同私奔排出體外，產生脫水現象，流失不少水份，因此初期階段減重會很快，但它是一種假象。一般市面上看到大量的這類廣告，有的是用利尿劑，有的則是利用蒸發脫水，方法不一，但結果都只是脫水的現象，因此不能高興太早，以為真的達到減重的目的。

　　初步階段僅是減重的第一階段，目標可訂在5公斤。

2.**第二階段──採七五折扣減重法，減少食量、縮小胃口、增加運動量──養成良好的飲食及生活習慣是積極減重的不二法門。**

經過初步階段後，便要進入第二減重階段，因為初期的成功，可能會使你鬆懈或降低警戒心，稍不小心，體重就會馬上回復，因此，必須有後續的配套動作才行，除了須有堅強的意志力、企圖心之外，尚須控制食物的攝取，最好當然是配合適度的有氧運動，特別是水中運動可積極地消耗熱量，要是有教練、老師或減肥督促官、減重陪伴員在旁嚴格督導、要求、指責、威脅、鼓勵，則效果將會更好的。

這個過程中有一個很重要的目標，就是要把我們過去習慣性的進食量及胃口變小，假設達成這個目標，那麼成功便邁前一大步了。方法可採七五折扣法或餐具小一號或二號法，以便控制進食量。這個階段的目標可以設定在5～10公斤。

3.**第三階段──利用各種方法混合運用，達成減重並且保持戰果維持體重。**

這個階段是要保持第二階段的成果並且發揚光大，我們將在第五章中介紹一些實用的減肥方法，提供給你在日常生活中交互運用，隨時隨地執行，便可在無形中幫助我們緩慢漸進地達成減重的目標。

另外，此時因為採「七五折扣減重法」後，胃口及食量均已變小後，可再採「九折八扣法」──也即是飯量或總熱量再壓縮為現值的8/9（約九折），與最初減重時

的進食量或熱量相比，則僅是原先熱量值的三分之二
（3/4×8/9＝2/3），那麼不瘦下來才怪。實行這方法很簡
單，只要採「最後一口不吃法」，便可達成目標。

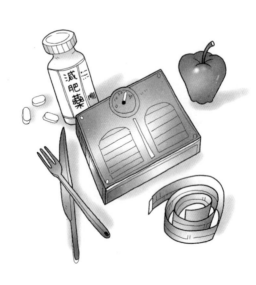

# 3

你的身體每天需要多少
熱量？

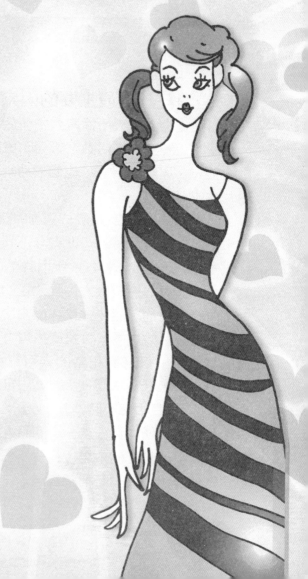

影響人體一天所需的熱量總值，主要有四個因素：一、運動量，二、基礎代謝率（Basal metabolic rate），三、食物效率，四、攝食的特殊動力效應（Specific Dynamic Effect-SDE）。

## 一.運動量

## 運動是消耗熱量最主要的因素

通常正常人一天所攝取食物而產生的能量，約有30～40％消耗於身體的活動，新兵入伍訓練、從事粗重工作的工人、運動選手等，他們的消耗量則可高至65～75％左右或更高。

健康的人，腦部及肌肉運動所消耗的氧氣頗為相近，但是在激烈運動時，則完全不同，此時，骨骼肌的耗氧量增加至100倍左右，所消耗的氧量約佔全身所需的八成，肌肉的短暫最大極限快速的收縮所產生的爆發力，所能產生的熱能，會比在體內中所產生的熱量相差達50倍至數百倍之多，實是令人驚奇，當然這是比較特殊的情況。一般身體正常的人可以產生高至15倍的能量，例如60公斤的人慢走每小時走4公里，可以消耗約120卡，而睡眠中每小時消耗約6卡，兩者之差可達約20倍，其代謝率增加百分之一千七百左右，其他的激烈運動也有類似或較低的效果，但是不管如何，我們應可以很清楚地看出，運動是消耗能量最主要的因素，因此，

要利用消耗能量以達成減重的目標，毫無疑問的，多作運動是錯不了的。

以下是各種運動每小時所消耗的熱量表，所列的數種資料因國內外民情不同會有些差距，僅作為參考。

## 1.依行政院衛生署編印的資料計算

| 活　　　　動 | 每小時消耗熱量(大卡) | |
|---|---|---|
| | 每公斤 | 每60公斤 |
| 1.下樓梯（15階） | 1.012 | 60.7 |
| 2.上樓梯（15階） | 1.036 | 62.2 |
| 3.騎腳踏車（8.8公里／小時） | 3.0 | 180 |
| 4.走步（4公里／小時） | 3.1 | 186 |
| 5.高爾夫球 | 3.7 | 222 |
| 6.保齡球 | 4.0 | 240 |
| 7.快步走（6公里／小時） | 4.4 | 264 |
| 8.划船（4公里／小時） | 4.4 | 264 |
| 9.游泳（0.4公里／小時） | 4.4 | 264 |
| 10.跳舞（快） | 5.1 | 306 |
| 11.溜輪鞋 | 5.1 | 306 |
| 12.騎馬（小跑） | 5.1 | 306 |
| 13.排球 | 5.1 | 306 |
| 14.羽毛球 | 5.1 | 306 |
| 15.乒乓球 | 5.3 | 318 |
| 16.溜冰刀（16公里／小時） | 5.9 | 354 |
| 17.網球 | 6.2 | 372 |
| 18.爬岩（35公尺／小時） | 7.0 | 420 |
| 19.滑雪（16公里／小時） | 7.2 | 432 |
| 20.手球 | 8.8 | 528 |
| 21.騎腳踏車（20.9公里／小時） | 9.7 | 582 |
| 22.拳擊 | 11.4 | 684 |
| 23.划船比賽 | 12.4 | 744 |
| 24.跑步（16公里／小時） | 13.2 | 792 |

## 2.依前台大醫學院院長黃伯超教授所著《營養學精要》

### 中之資料（不包括基礎代謝量）

| 活　　　　　動 | 每小時消耗熱量(大卡) | |
|---|---|---|
| | 每公斤 | 每60公斤 |
| 1.醒臥 | 0.1 | 6 |
| 2.靜坐、寫字、朗讀、嚼食、手縫衣 | 0.4 | 24 |
| 3.立正、腳踏縫衣機、拉小提琴 | 0.6 | 36 |
| 4.穿衣服 | 0.7 | 42 |
| 5.打字、洗碗、熨衣服 | 1.0 | 60 |
| 6.洗衣（輕度） | 1.3 | 78 |
| 7.掃地（掃帚） | 1.4 | 84 |
| 8.慢走（4公里／小時） | 2.0 | 120 |
| 9.腳踏車（中速） | 2.5 | 150 |
| 10.掃地（吸塵器） | 2.7 | 162 |
| 11.快走（6.4公里／小時） | 3.4 | 204 |
| 12.乒乓球 | 4.4 | 264 |
| 13.鋸木 | 5.7 | 342 |
| 14.跑步 | 7.0 | 420 |
| 15.游泳（3.2公里／小時） | 7.9 | 474 |
| 16.快速走（8.5公里／小時） | 9.3 | 558 |
| 爬樓梯每上（15級）約需0.036卡／公斤 | 0.036 | 2.16 |

## 3.摘自蓋統《生理學》換算後的資料（外國人）

| 活　　　　　動 | 每小時消耗熱量(大卡) | |
|---|---|---|
| | 每公斤 | 每60公斤 |
| 1.睡眠 | 0.92 | 55.7 |
| 2.醒臥 | 1.1 | 66 |
| 3.靜坐休息 | 1.43 | 85.7 |
| 4.隨意站立 | 1.5 | 90 |
| 5.裁縫 | 1.93 | 115.7 |
| 6.打字（快速） | 2.0 | 120 |
| 7.輕鬆運動 | 2.43 | 145.7 |

| 活　　　　動 | 每小時消耗熱量(大卡) | |
|---|---|---|
| | 每公斤 | 每60公斤 |
| 8.慢走 | 2.86 | 171 |
| 9.木工、金屬工、油漆工 | 3.43 | 206 |
| 10.普通運動 | 4.14 | 248.5 |
| 11.激烈運動 | 6.43 | 385.7 |
| 12.鋸木 | 6.86 | 411 |
| 13.跑步 | 7.14 | 429 |
| 14.非常激烈運動 | 8.57 | 514 |
| 15.快走 | 9.29 | 557 |
| 16.爬樓梯 | 15.7 | 943 |

　　由上表中的消耗熱量數據，可以確定運動是減重的最重要方法。

## 「水中運動」有哪些好處？

　　水中散熱的速度比空氣中快。在前表之中，有一項值得推薦的運動是游泳，原因很多，其中有一項因素是其他運動所未具有的。依據交通部船員訓練委員會審訂的船員訓練叢書《海上求生》，在第五章內的「海上求生之基本原則」，論及海上失事後的保命方法，第一是避免暴露在寒冷水中，會使體溫迅速下降，致使身體散發出去的熱量大於體內所產生的熱量。這種情況當人體泡在寒冷的海水中時最易發生，因為人體為了維持身體正常運作，必須保持體溫在36.9℃±0.5℃。

　　在寒冷的氣候下，人體必須透過運動或顫抖的方式來產生熱能，以維持正常體溫，如果散失的熱能比產生的熱能多時，則體溫就會下降，首先是皮下血管收縮、

起雞皮疙瘩、肌肉微硬顫抖抽筋、心跳加速、打噴嚏、血壓增加；當體溫降至35℃度時，便會造成「失溫」的狀態，此時「下視丘」調節體溫的功能便完全喪失，會有昏迷現象。體溫如繼續再降，則會出現昏睡、心跳緩慢、脈搏微弱、呼吸速度減慢，簡單的講就是人體代謝變慢了，因而會抑制中樞神經系統對溫度調節的功能，而無法顫抖產生熱能，最後導致死亡。

　　因此為了保命，在溫帶地區玩水時須多穿衣服，則在不小心落水時，可以使衣服與皮膚之間產生暖空氣層，構成一個保護隔離層，如此可盡量保持體溫，避免體熱快速流失而導致體溫下降。

　　文中強調裸體在水中，體熱散失的速度比在空氣中同一溫度約大26倍。這是一個非常重要的信息，對於減重而言是個很好的消息，我們可以把這個觀念變成「水中運動減重法」或「水中健身術」，將所有的運動盡量在冷水中進行，不會游泳可以改「水中跑步」、「水中步行」、「水中打拳」、「水中武術」、「水中跳舞」，如此可以加速消耗熱量，減少陸上運動的痛苦。特別是對超重或身體殘障的人士有相當助益，因為水中的浮力，可以減輕腳部、膝蓋等等壓力，免除在陸地上運動所產生的後遺症。

　　事實上，筆者自己在游泳時，就親身體驗到游泳的好處頗多，至少加速產後腹部的恢復，清除作月子所堆積的脂肪，使全身的肌肉回復均勻狀況，是減重的良好方法。此外，它也是一種很好的復健運動、有氧運動，

可以提升免疫力、減少感冒的機率。

　　善泳者在1小時內游完1000公尺所消耗的熱量，遠超過前表中所列的熱量。因此，我建議夏秋季，尤其是暑假，是利用水中運動減重最好的時機，若水性好的人，在海中浮潛更是人生一大樂事；冬天時，則可在室內游泳池或溫水游泳池游泳，因為運動與溫度均是影響身體代謝速度的重要因素，所以即使是在溫水游泳池游泳，也是對減重有相當的助益。順便一提，運動不僅當時消耗熱能，在運動後的恢復疲倦期間，它會須要補足氧氣，移除因缺氧而產生的乳酸，此時的基礎代謝率會比正常時更高，消耗比正常時更多的熱能。

# 如何利用運動來減重？

　　在開始介紹如何利用運動來減重之前，首先必須先瞭解身體熱能的來源，然後再談運動消耗熱能的方法，最後才談如何運動以達減重的目的。

## 1.身體熱能的來源

　　供給人類身體所須能量的食物，最主要的分別是醣類（碳水化合物）、脂肪、及蛋白質三大類，它們被胃腸消化而轉變成葡萄糖、脂肪酸、胺基酸後，經由血液的輸送而進入細胞中，然後在細胞中的「粒腺體」內進行氧化作用。

　　在過程中，將攝入的營養素分解成最重要的氫原子

以及二氧化碳，然後把二氧化碳擴散到粒腺體之外，並且進一步把它排出細胞之外，剩下的氫原子則與某些傳遞物質結合，而在粒腺體內與「氧化酶」或「ATP合成酶」共同反應。這時氧化酶可以經過一連串有系統的化學連鎖反應，使氫與氧結合成為水，並且釋放出能量，然後利用這個能量來活化「ATP合成酶」，於是「ATP合成酶」可以把數量眾多的「ATP」轉變成為高能量的物質「ATP」。ATP會被輸送到粒腺體之外，並且擴散到細胞質、核質和細胞各部位，等到細胞需要能量來執行或進行各種不同的功能或作用時，它再把能量釋放出來以供細胞之用，這種氧化最主要的目的，便是釋放出龐大的能量，以供給身體各部位的需求。

　　這裡面的ATP高能量物質，便是如同石油提煉出來的高能量物質「汽油」，也有人把「粒腺體」當作「發電廠」，而把「ATP」當作發電廠發出的「電」。「ATP」是由英文「Adenosine Triphosphate（腺核苷三磷酸）」縮寫而成的，而「ADP」則是由英文「Adenosine Diphosphate（腺核苷二磷酸）」縮寫成的，是ATP把能量釋放出來時，會脫掉一個磷酸根而變成的。在ATP變成ADP的進行過程中，體內的營素養會不停地供應養分，送到粒腺體內氧化，產生能量，這些能量又繼續活化「ATP合成酶」，又可把ADP與磷酸基再度合成產生新的ATP，整個過程循環不停，以供應身體各部器官組織所需的能量。其作用的簡圖如右：

# 營養素提供身體能量作用簡圖

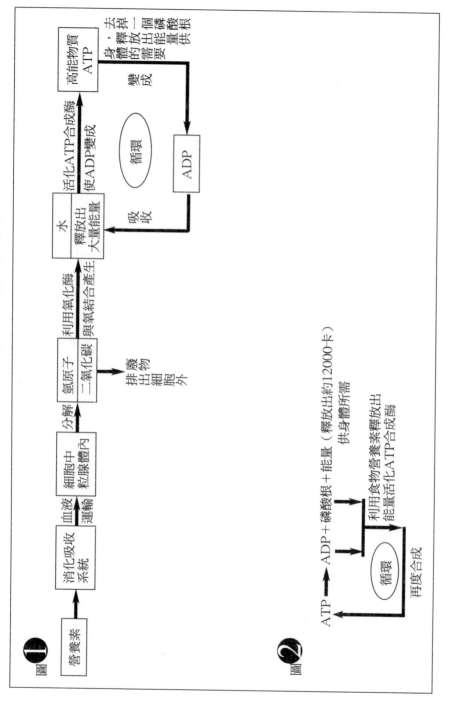

**圖1**

營養素 → 消化吸收系統 → 血液運輸 → 細胞中粒腺體內 → 分解 氫原子 二氧化碳 → 利用氧化酶 與氧結合產生 → 水 釋放出大量能量 → 活化ATP合成酶 使ADP變成 → 高能物質 ATP

二氧化碳 → 排出細胞外 廢物

ATP → 去掉一個磷酸根身，釋放出能量供的需要 變成 → 循環 → ADP

吸收

**圖2**

ATP → ADP＋磷酸根＋能量（釋放出約12000卡）供身體所需

利用食物營養素釋放出能量活化ATP合成酶

循環 → 再度合成

## 2.運動為什麼可以消耗熱量？

人類的運動或忍受飢餓，最主要的能量供應來源為：(1)ATP（腺核苷三磷酸）、(2)磷酸肌酸、(3)葡萄糖及肝醣、(4)脂肪酸及胺基酸，分述如下：

### (1)ATP（腺核苷三磷酸）能源

人類攝取能源食物，釋放出能量，最主要的目的便是製造ATP，並且由它負責供應身體所需的能量。

APT的功能很重要，其中有一項便是供應肌肉收縮所須的能量。ATP是不安定的化合物，由腺核苷和三個磷酸根合成，在人體中每去掉一個磷酸根，便可釋放出約12000卡的能量。ATP去掉後面一個磷酸根後，則會變成ADP（腺核苷二磷酸），ADP再利用食物中的營養素經消化吸收釋放出的能量活化「ATP合成酶」，然後與磷酸根重新組成ATP，如此可以循環不息地供應身體所需的能量。

通常肌肉運動所需的能量，便是如此直接由ATP供應，不過很可惜的是，人體中葡萄糖分解的步驟繁雜，產生的ATP在速度上不能配合運動所需，加上肌肉中所貯藏的ATP，也僅能供應常人短暫時間之用，對於運動人員更不必談，可能供應時間不足以維持數分鐘，因此ATP的能源供應是有限的，通常短距靠爆發力的運動，如快速短跑（50米）、跳高、跳遠、腕力賽、舉重、短距快速游泳、丟東西等等，所需的能量便是由ATP來供應。

## (2)磷酸肌酸（Phosphocreatine或Creatine Phosphate，簡寫為PC）能源

雖然ATP是提供能量的第一線，但是有它的缺點，貯存高能的磷酸鍵有限，於是人體內另外設計了一種如同「能量倉儲站」的物質——磷酸肌酸。該物質也是一種含有高能量磷酸鍵的化學物質，在肌肉纖維內，此物質所含的高磷酸鍵，就比ATP所含的高出2～3倍。因為磷酸肌酸的高能鍵比ATP的高能鍵所含的能量更高，因此，分解它時所釋放出的能量，可以使ADP再轉變成ATP，也就是能再度形成ATP的高能磷酸鍵。假如身體持續運動，則磷酸肌酸會愈來愈少，這時必需靠葡萄糖分解後所釋放出的能量來供應肌酸，使它恢復再度成為磷酸肌酸，繼續循環供應身體所需，如圖所示（圖見下頁）。

此過程中，磷酸肌酸與ATP的變換非常快速，兩者間可相互交換，ATP消耗光時，可利用磷酸肌分解所釋放出的能量，來重新合成ATP，而ATP過剩時，則可與肌酸再度合成為磷酸肌酸。由於其可快速的完成轉換，但是數量有限，所以也僅是適合作為短距離、短時間、講求瞬間爆發力運動的能源，例如快中速短跑、打架、柔道、武術、快游、搬運傢俱、舉重、跳高、跳遠等。應該可以說，ATP與PC兩者所供應能源的對象是相同的，均以短時、短距、爆發、快速為主的肌肉活動，二者提供的能量可供快速的運動，大概僅能持續半分鐘左右。

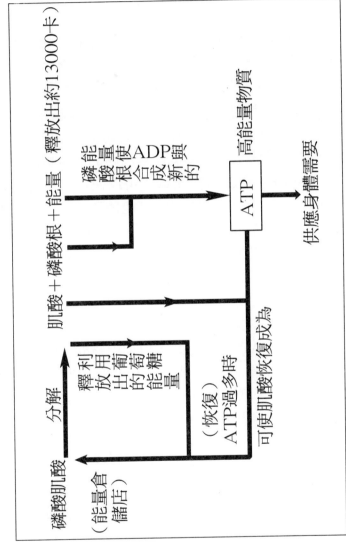

磷酸肌酸作用圖

## (3)葡萄糖及肝醣

人類在飢餓、運動或消耗能源時，首先是利用ATP及磷酸肌酸，然後才用到葡萄糖及肝醣。葡萄糖釋放出能量的主要方法，是經由「糖解作用（glycolysis）」，以及該化學反應後終端產物之氧化而產生的熱能。另外，也可藉磷葡萄糖酸鹽反應途徑產生二氧化碳及氫原子，然後氫原子與氧結合產生能量。

首先，葡萄糖在特殊的蛋白酶催化之下，經過一連串的化學反應，將它分解成為2個丙酮酸（焦葡萄糖）以及釋放出少許的能量。

接著第二個階段，是將兩個丙酮酸與兩個輔酶共同合成為兩個乙醯輔酶。

第三階段是將乙醯輔酶經由「檸檬酸循環」分解成二氧化碳和氫原子（二氧化碳廢物被排出細胞外）。

第四階段是使氫原子在粒腺體內與「氧化酶」共同反應，使氫與氧結合成為水，並且釋放出龐大的能量。

最後，便是利用此能量來活化「ATP合成酶」，使ADP變成高能量物質ATP，並由ATP去除磷酸根所釋放出的能量來供應身體各部所需，整個化學過程非常繁雜，簡圖如下頁：

當葡萄糖用光時，接下來便須消耗肝醣。肝醣釋放出能量的方法，是先把它分解成為葡萄糖，葡萄糖經由如上所說的過程繼續分解，便能產生二氧化碳及釋放出大量的能量。肝醣是細胞中葡萄糖含量已達飽和後，才

# 葡萄糖釋放能量的主要方法簡圖

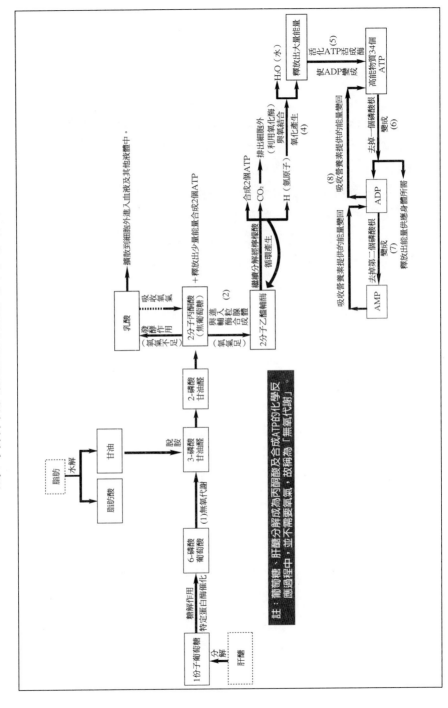

註：葡萄糖、肝醣分解成為丙酮酸及合成ATP的化學反應過程中，並不需要氧氣，故稱為「無氧代謝」。

以肝醣形態儲存於肝臟（肝細胞）以及肌肉細胞中，遺憾的是其儲存量有限，在正常情況下，約可維持供應三十分鐘到一小時左右的快速肌肉運動，優秀的運動員當然時間較長，其能源產生過程如同上圖所示，不再敘述。肝醣及葡萄糖釋放出能量過程中，在糖解作用而變成為丙酮酸（焦葡萄酸）的反應時，並不須要氧氣參與便能產生能量，此階段被稱為「無氧代謝或厭氧代謝（anaerobic metabolism）」。

接著，丙酮酸在氧氣足夠之下，可以在粒腺體中繼續反應，與氧氣結合，產生更多的高能量物質ATP，但是，假如氧氣不足的話，則丙酮酸會以另一種化學反應方式，進行發酵作用而變成乳酸，然後擴散到細胞外，進入血液及其他體液中。（醣類是唯一能不需消耗氧氣而產生能源的食物）乳酸是有害於細胞的物質，會使人體變成很疲倦，去除疲倦的方法就是想辦法消除乳酸，趕快想辦法獲取額外大量的氧氣，使部分乳酸變回丙酮酸，繼續被氧化變成為水、二氧化碳，並釋放出能量。

另外，大部分的乳酸則在肝臟內再度變成葡萄糖，然後，又再轉換成肝醣，以補充肌纖維內所儲存的肝醣量。一般人在劇烈運動後，由於氧氣不足，使肌纖維內的肝醣分解成為乳酸，且聚集於肉中，因此會酸痛且疲勞。要消除這些乳酸，必需有額外的氧氣，以便進行氧化分解，要取得這些氧氣，動物便藉著喘息以達到這個目的，此過程中，大量乳酸因缺乏氧氣以進行氧化，這種缺氧的情況，我們稱之為「氧債」。

知道上面的道理後，我們可以知道，拳擊中場所須補充的不僅是水，氧氣的供應應該更不可缺少；同樣的，摔角、打球、踢球、短跑等的道理都是相同的，現在流行的有氧運動或有氧舞蹈的理論基礎，以及連續趕場的比賽往往效果不彰的道理，就應該不難理解了。作運動教練的人必須充分了解這個道理，方能為選手營造出最佳的體能、體力，以應付賽場之需。

從整個葡萄糖、肝醣的能量產生過程，可知它包括「無氧代謝」和「有氧代謝」，因此，這種能源適合供應中距離、中速度、中時間的運動或比賽，例如籃球、足球、乒乓球、橄欖球、棒球、200米、400米、800米跑步，或100米、200米游泳等等運動。

### (4)脂肪酸及胺基酸能源

脂肪變成能源主要的方法有兩種：第一種方法是食物中的脂肪先分解成為「脂肪酸」及「甘油」。脂肪酸可經由擴散通過細胞膜和血管，來供給某些部位的細胞使用，也可進入血液中，便游離成為「游離脂肪酸」，然後與血漿中的白蛋白相互結合，運送到身體各部位的細胞，並且，在細胞的粒腺體中分解與氧化產生能量。至於過多的脂肪酸，則被身體的脂肪組織及肝臟再度合成為「三酸甘油脂」儲存起來，以供不時之需。而甘油代謝的方法，則與葡萄糖非常相似，它進入細胞後，會被細胞中的酶分解成為「甘油醛」，然後變成「丙酮酸」（焦葡萄酸），當然也可轉變成「葡萄糖」——即所謂的「糖質新生作用」。它的能源產生方式與脂肪酸的過程是

不一樣的，簡圖如下頁。

　　另外一種，則是在耗光能源後，須利用貯存於體內的脂肪組織，此則必須先將脂肪細胞的脂肪（三酸甘油脂）重新分解（水解）成為脂肪酸及甘油，然後，以游離脂肪酸型態運送到身體各部以供所需。

　　另外，糖質新生作用所產生的葡萄糖，可提供部分身體所需的能量，這在減重上是一個非常重要的代謝作用，因為這種過程可以消耗掉部分脂肪組織，以達到減重的目的。

　　至於蛋白質變成能源，主要的方法有兩種：

　　一種是食物中所攝取到的蛋白質在消化及吸收過程中，分解成為胺基酸進入血液，然後運送到身體各部位細胞中，與不同的酶結合，而成為細胞蛋白質存於細胞中，多餘的胺基酸則進入肝臟，於此中分解、氧化釋放出能量，或變成脂肪貯存起來，一旦能量不足時便可重新分解，產生能量以供使用，其簡單流程如下：

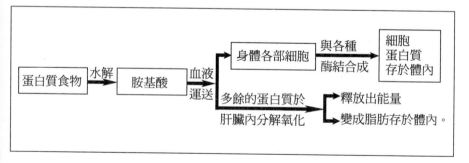

　　另一種方法則是人在運動或飢餓消耗掉ATP、磷酸肌酸後，便利用食物中的醣類、脂肪、蛋白質作為能

# 脂肪作為能源以及糖質新生作用的簡略圖

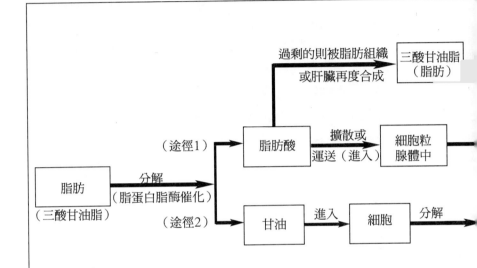

註1：脂肪酸分子可以連續不斷地釋放出「乙醯輔酶」而漸漸被分解，
因此稱為「脂肪酸的 $\beta$ 氧化」，主要目的便是分解脂肪酸來產生
乙醯輔酶。

註2：脫氨基酸後的部分氨基酸，以及脂肪分解後的部分甘油，均可形
成葡萄糖，此稱為「糖質新生作用」或「葡萄糖新生作用」。

註3：甘油變成甘油醛後，可採「糖解（糖分解）」作用或另採「磷葡
萄糖酸鹽」途徑產能。

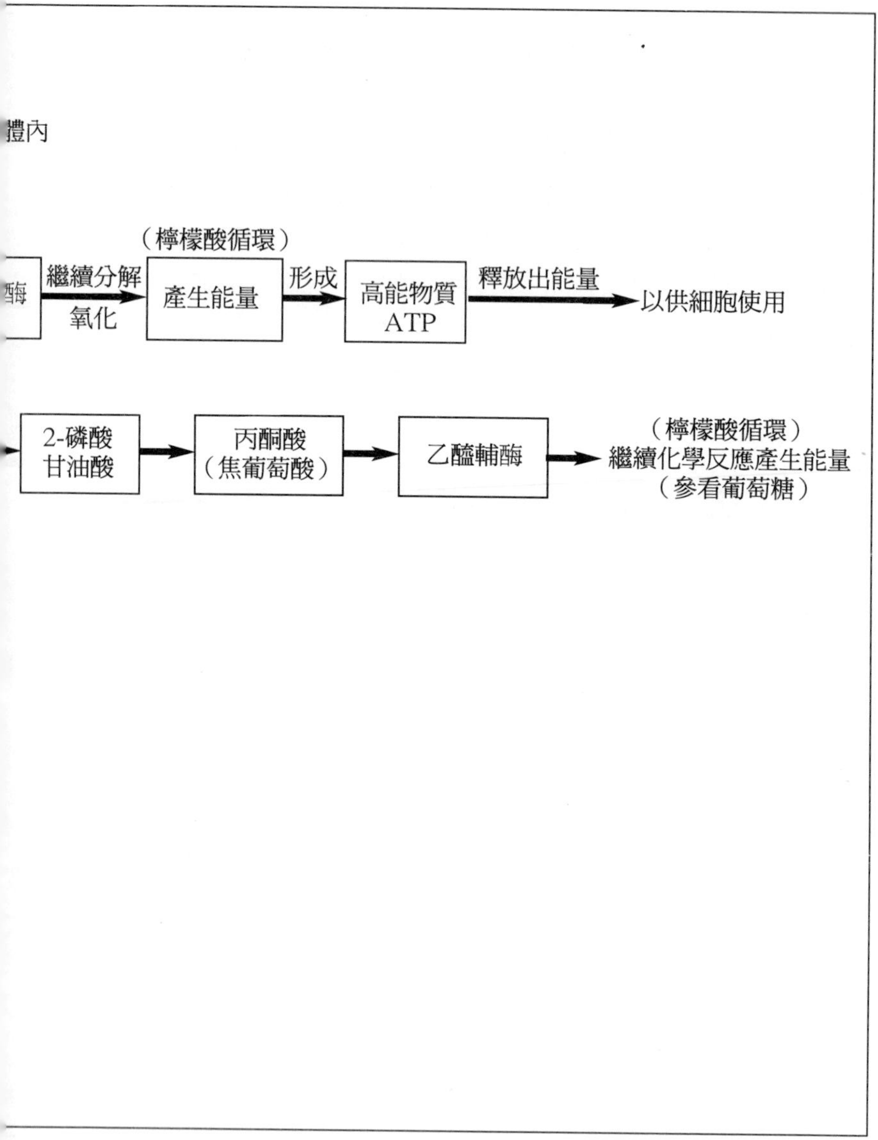

體內

（檸檬酸循環）

酶 → 繼續分解 氧化 → 產生能量 → 形成 → 高能物質 ATP → 釋放出能量 → 以供細胞使用

2-磷酸 甘油酸 → 丙酮酸 （焦葡萄酸） → 乙醯輔酶 → （檸檬酸循環） 繼續化學反應產生能量 （參看葡萄糖）

源，最後，才消耗貯存於體內組織中的脂肪與蛋白質，等到脂肪耗光後，最後可利用的便是蛋白質了。

在過程中，組織中的蛋白質會先水解成為胺基酸，然後以「脫胺基作用」脫除胺基，放出的胺在肝臟內轉變成尿素，然後利用血液把它排出體外。而脫了胺基的胺基酸會形成「酮酸」產物或脂肪酸，此物可被氧化釋放出能量；部分的胺基酸脫了胺基後，與葡萄糖、脂肪代謝後的產物相似，例如胺基酸中的丙胺酸，脫了胺基後會變成蕉葡萄酸（丙酮酸），它可轉變成為葡萄糖（糖質新生作用）、肝醣甚至脂肪，流程簡圖如下：

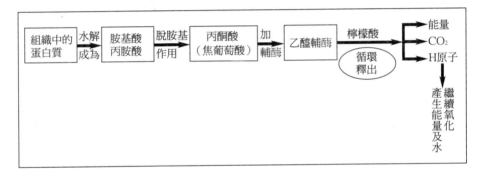

此過程中，分解後的胺基酸以及脂肪分解後的甘油，均可轉變成為葡萄糖。它在人身耗盡其所攝取營養素而產生的能量後，擔負最重要的能源供給角色，是減重的一個重要代謝作用，可將體內多餘的脂肪消耗掉，達到減重目的。

從上可知，以脂肪與蛋白質作為能源，不管從食物中所攝取到的，或是經由糖質新生（葡萄糖新生）作用消

耗組織中的脂肪或蛋白質，是必須在細胞粒腺體內進行氧化來產生能量，生理學上特將此歸為「有氧系統」的能源，此中當然也包括碳水化合物（醣類）食物。

知道這種道理後，便不難了解所謂「有氧運動」是什麼了，這類運動的特性是適合長時間、長距離、講求持續力、可獲取充足氧氣、可以消耗體內組織（即可減重的），例如1000公尺長泳、越野賽跑、長距慢跑、海上漂浮、高山求生訓練等等。

綜合上述的說明，醣類（碳水化合物）、脂肪、蛋白質三種營養素的產能方式如下：

葡萄糖＋$O_2$→$CO_2$＋$H_2O$＋釋放出能量形成ATP。

脂肪酸＋$O_2$→$CO_2$＋$H_2O$＋釋放出能量形成ATP。

胺基酸＋$O_2$→$CO_2$＋尿素＋$H_2O$＋釋放出能量形成ATP。

這三種中，以葡萄糖作為身體的能源，是最為乾淨且便宜。脂肪產生的熱能高，是其他兩者的一倍，但會使身體發胖，它與蛋白質在糖質新生作用時，會產生酮酸產物，過多的情況則會產生酮酸中毒。另外，胺基酸在代謝過程中有尿素的產生，所以整體而言，葡萄糖能源是較有利於身體健康的，也就是最乾淨的能源。醣類、脂肪及蛋白質營養素其產能過程化學反應非常繁雜，參考簡圖如下頁。

## 3.如何運動來消耗組織脂肪以達到減重的目的

綜合上面所說的能量消耗法，首先是消耗ATP和磷

# 能量產生部份簡易過程圖

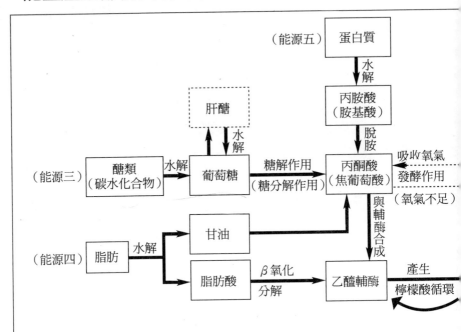

（能源五）　蛋白質

↓ 水解

丙胺酸（胺基酸）

↓ 脫胺

肝醣

↓ 水解

（能源三）　醣類（碳水化合物）　水解　→　葡萄糖　糖解作用（糖分解作用）　→　丙酮酸（焦葡萄酸）

吸收氧氣

發酵作用 （氧氣不足）

與輔酶合成

（能源四）　脂肪　水解　→　甘油

脂肪酸　β氧化分解　→　乙醯輔酶　產生檸檬酸循環

註：氫原子氧化產生ATP的過程，稱為「氧化性磷酸化作用（Oxidative phosphorylation）」。

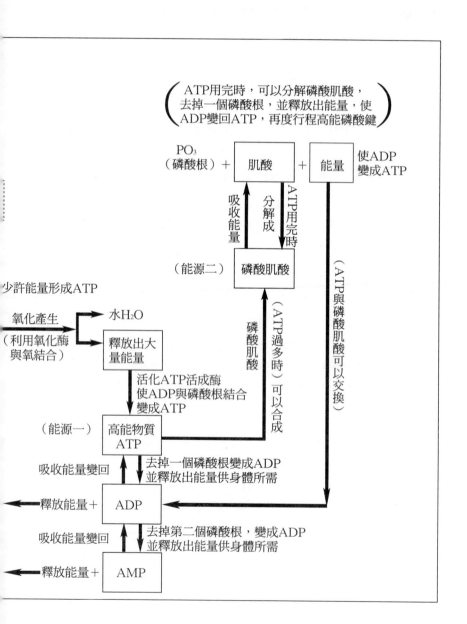

酸肌酸，接著，可利用食物中的營養素醣類、脂肪、蛋白質，經消化吸收轉變成為能源，假如沒有營養素的供給，則可使用肝醣，然後消耗體內組織中的蛋白質和脂肪，利用糖質新生作用所產生的葡萄糖，來供應身體所需。

知道這種順序後，我們知道快速、短暫、短距離爆發力的運動，主要是利用到ATP，以及磷酸肌酸或肝醣，根本沒有燃燒到體內組織中的脂肪；中速、中距、中時間的運動，也僅利用到吃進去的食物能量，尚未達到消耗組織內的脂肪作為運動能量；要去除這種頑固的脂肪組織，必須以長距、長時、慢速的有氧運動為主最為有效，基於上述理由我建議：

(1)運動時，除了暖身運動外，不妨以短時間的快速短距，配合部分時間採中速、中程距離，再加上慢速長距為主的運動交互運用，才能真正達到減重的目的。

(2)基於理論和實際的情況，以及配合周休制度的實施，我推薦給減重、塑身或追求健康的朋友們，首要的運動是游泳，學會游泳可以說是健康的一種保證。假若不會游泳也無所謂，仍然可以將運動的場所或方法改在水中，例如，可在水中慢跑1000公尺，水中快跑100公尺。因為水中的浮力可以減輕體重，其液體性質可快速散熱，減少在陸地上運動的不適及痛苦，益處很多，特別是對於超重者或殘障朋友更好。

(3)運動時間不妨在早晨氧氣最充足的時刻。當然，最好是空氣沒有污染的地方，鄉下、山邊或樹林茂密的地

方或公園皆可。

(4)爬山是非常消耗氧氣及熱能的運動，也是減重非常好的方法。

(5)選擇住家時，不妨挑選環境良好有運動場所或游泳池的社區。

(6)星期一至星期五晚飯後，可到附近的公園或學校散步一小時，以避免脂肪的累積；星期六、星期日到郊外作有氧減重運動，真正消耗脂肪組織達到減重目的。晚飯後呆在電視機前，則是身體變形的很好理由。

(7)運動後不要亂吃食物，須控制食量，可以喝茶水解渴，充飢可吃低熱蔬果，否則功虧一簣，這一點務必靠自我的意志力了！

(8)飯後不要馬上運動，因為攝食後為了消化吸收，人體會把血液集中到消化系統器官。假如運動的話，則又要改變使血液流轉肌肉，長期下來會造成胃腸器官病變。另外，飯後最好不要游泳，不管是冷水或溫水皆不宜，因為此時不僅須消耗能量，尚須調整體溫，所以，會令身體負荷過重。

# 二.基礎代謝率(Basal Metabolic Rate-BMR)

## 新陳代謝（代謝）

　　「新陳代謝」簡稱為「代謝」，是指身體所有細胞中的化學及物理反應，其過程包括將食物分解成為更小的物質及廢物，並釋放出能量，以供身體所需的異化作用，以及利用能量將較小的食物分子合成較大化合物的同化作用，此兩種相反的作用是在體內同時進行的。

## 代謝速率（Metabolic Rate）

　　「代謝速率」是指化學反應過程中，釋放出熱量的速率。通常代謝的異化作用，例如葡萄糖的產能，是以化學能及熱量方式來釋放出能量，唯熱能有限，量不大，主要還是靠化學能形成含有高能量的化學鍵（ATP高能鍵），來供應身體所需。

　　身體中各部細胞的代謝速率均不相同，受其細胞的活性所影響，活性高的便比活性低的代謝速率快，影響代謝速率最重要的，便是快速且費力的運動。

## 基礎代謝率

　　「基礎代謝率」，便是為了維持人的正常生命或正常身體功能，每小時需要消耗掉最基本要求能量的速率；簡言之，即「最低消耗能量」的速率。

　　基礎代謝率因人而異，但測量總是要有標準，因此在實際測量時，須符合下列基礎情況：

1. 身體正常沒有生病或異狀。
2. 充分的睡眠之後，清醒靜臥，不能運動，至少要躺著充分休息30分鐘，如此可將影響代謝及交感神經系統的活動降低至最低程度。
3. 在食物吸收的後期，至少要斷食12小時，因為吸收食物須消耗能量，例如小腸的吸收作用便會消耗ATP。
4. 舒適的環境，溫度約在攝氏20～27度之間。溫度超過此值，代謝率會增高。
5. 影響心理及生理的因素均須排除，此會影響交感神經活動及代謝作用。

## 基礎代謝率的測量

（一個正常人在上述情況下，一小時內所產生的熱量）

　　在能量產生過程中可知，人體主要的能量約95％，均由食物（醣類、脂肪、蛋白質）與氧的化學作用而產生的，因此，生理學家們便以氧氣的消耗量或利用率，來計算體內產生熱能的速率，此間接方法可以相當準確的測出基礎代謝率。計算方法可用「呼吸熱量計（respirometer）」或「代謝速率器（metabolator）」，來計算或記錄出每個鐘頭內，氧的消耗量或身體利用氧的速率，然後乘以4.825卡，公式如下（誤差約3%）：

基礎代謝率＝氧的消耗量／每小時×4.825大卡／1公升
氧氣（一小時內所產生的熱值）

4.825卡是一個「產熱平均值」，是一般食物與消耗掉一升氧氣後，可以釋放出的平均熱量，計算方法可以一升的氧。

與葡萄糖代謝可釋放出熱能約5.01卡 ─┐
與多醣類（澱粉）…………5.06卡　　│
與脂肪……………………4.82卡　　├ 熱量非常相近
與蛋白質…………………4.60卡 ─┘

三種營養素總共產能……… 19.49卡
平均值為19.49／4＝4.8725卡
誤差若為1％，則4.8725×99％＝4.824卡≒4.825卡

國人在正常情況下，清醒時，每公斤的體重每小時所需的熱量平均約為一卡（即基礎代謝率為1卡），此值會因人而異，大約在0.8～1.43卡範圍內變化（依黃伯超教授的《營養學精要資料》），因此體重50、55、60、65、70、75公斤的人，維持一天所需的大約基本熱量（即基礎代謝所需的熱量）如表所示：（方法有數種，此僅是其中一種較快速的方法）

| 公斤 | 小時 | 最少 | 中間 | 最多 |
|---|---|---|---|---|
| 50×（0.8卡/1卡/1.43卡）×24＝ | | 960卡 | /1200卡 | /1716卡 |
| 55×（0.8卡/1卡/1.43卡）×24＝ | | 1056卡 | /1320卡 | /1888卡 |

60×(0.8卡/1卡/1.43卡)×24＝1152卡/1440卡/2059卡

65×(0.8卡/1卡/1.43卡)×24＝1248卡/1560卡/2230卡

70×(0.8卡/1卡/1.43卡)×24＝1344卡/1680卡/2402卡

75×(0.8卡/1卡/1.43卡)×24＝1440卡/1800卡/2574卡

註：美國年輕女性可以體重（x公斤）×2.2磅×11或12（常數）快
　　速求出，國人女性常數可採10

　　由上值可知，一個人要維持基礎代謝所需要的熱量平均值是1200～1800卡中間。

# 影響基礎代謝率（BMR）的主要因素

（正常人的基礎代謝率約在正常值上下10～15%左右）

1. **表面積與體重身高**：雖然每單位基礎代謝率相同，但身體表面積大的人，接觸空氣層面比表面積小的人大，因此散熱就比較多，高個兒會比矮的人BMR高，北方大個兒比南方人較會吃飯，就不足為奇了吧！
2. **性別**：男女在同一年齡、情況下，男性氧化營養素的速度會比女性快，也可以說男性的BMR較快，快約5～7%左右，可能是由於女性脂肪組織差異的影響。
3. **年齡**：小孩的BMR比大人高，新生嬰兒幾乎是老人的1.5～2倍，主要是細胞的快速反應。成年人平均每10年BMR便降低2%左右，可能是成年後運動量減少、肌肉組織減少，而脂肪組織逐漸增加，使代謝活動降低的結果。這是很重要的觀念，同樣的食物、份量，

但5年前後，對身體就會有差異很大的影響，身體漸漸發福就是這個道理。簡單的講，便是年輕者的BMR高，年長者肌肉組織減少，BMR下降，因此中年以後的人假如不運動，再加上退休後無事可作，又不肯少吃一點，那麼結果是可預期的。

4.氣溫：人在冬天的BMR比夏天高，住在極地附近的人比赤道附近的人BMR較高，這可能影響到人的體格發育，北方民族比南方民族較高大強壯，與氣溫應相關的道理是可以理解的。

5.營養：營養好的人會比營養差的人BMR高，所以較早發育成熟。長期臥病而造成營養不良的人，其代謝速率是比正常人低。

6.體組織：肌肉組織多的人BMR高，脂肪組織多的人則BMR較低。

7.職業：四肢或身體運動量較大的工人、軍人、運動選手等，他們的肌肉及細胞質組織比公教人員多，所以BMR較高。

8.人種：據研究報告，歐美人士的BMR比亞洲人較高。

## 影響代謝速率的其他因素

1.睡眠：睡眠時的BMR比正常值低10％～15％左右，也就是說，睡覺時熱量消耗較少。假若BMR為1800／1200卡，則一天睡覺8小時便可扣除1800／1200卡×10％×8小時／24小時＝60卡／40卡。

## 2.身體特殊狀況

(1)生病──體溫升高時，BMR會升高，每升高1℃時，BMR大約增加12～13%。

體溫下降時，細胞耗氧量會減少，BMR會降低，臨床上，外科醫師的開心手術或其他重大手術，會使患者的體溫下降，主要便是想減少細胞的耗氧量，也就是把BMR降低。

(2)懷孕時，特別是生產前BMR會升高約20%左右。

(3)禁食或飢餓情況下，BMR也會下降。

## 3.內分泌（荷爾蒙）不正常

甲狀腺機能亢進的人，即甲狀腺激素分泌過量，細胞內化學反應速率變快，代謝活動加快，代謝速率高於正常值，有人評估為40～80%，也有認為50～70%；反之，甲狀腺機能低下的人，代謝速率比正常值低40～50%或30～60%，依各人不同而異。

男性荷爾蒙及生長激素（荷爾蒙）也許可增加代謝速率10～20%左右。

## 4.藥物：有的藥物會影響代謝速率。

## 5.情緒：情緒受刺激或不穩定時，會刺激交感神經系統，釋放出腎上腺素及正腎上腺素，此物質會使體內大部分的組織代謝率增加，增加細胞活性，也可促進棕褐色脂肪釋放出大量的熱量。

註：棕褐色脂肪異於脂肪中主要的黃色脂肪細胞，存在於上背部及頸部後方附近，新生小孩就常有大量的這種脂肪細胞，且很活躍，老年人的棕褐色脂肪細胞退化，而沒有活性。這種細胞可以釋放出大量的熱量，所以嬰孩的體溫較高。

## 三.食物效率

人體一有這種本能，當我們要維持體內最低要求的能量，不足到某種程度時，消化系統對於食物的吸收能力，便會比正常情況時提高，此機制並未得到充分的研究了解，但是似乎與體重、脂肪組織或身體營養情況有關。這種情形與嚴格的採取低熱減重，而導致體重變化很大或營養情況惡化，會有很大的關係。

簡單的講，便是同樣的食物在快速減重到某種程度時，它的減重效果便會降低，變成無效，因為此時身體的自然反應，會對同樣的食物作更充分的利用。另外再加上體重的降低，營養的改變，使基礎代謝率跟著減少等各種因素，效果當然便不如前了。此時，你會發現體重慢慢又增加了，甚至退還原狀，有如時鐘在擺動，由左至右再由右到左，這種現象被戲稱為「減重單擺效應」，真是令人又氣又急。

在研究報告中可知，重覆減重的人，這種食物效率會比常人明顯，且有愈來愈糟的現象，單擺幅度愈擺愈大，因此減重效果便逐漸減低。為了避免這種食物效率的提升，因此，減重最好是採取漸進緩慢分段式的方法，可使身體的自然機制慢慢作無形的調整，而達到欺騙這種對於食物吸收效率提升的機制。到目前為止，對這方面的研究資料並不完備，希望專家學者能作更多的研究，以造福減重族。

# 四.攝食的特殊動力效應(specific dynamic effect—SDE)

食物的「特殊動力效應」，也稱為「特殊動力作用（specific dynamic action—SDA）」、「產熱效應（calorigenic effect）」或「攝食誘發生熱（diet-induced thermogeresis—DIT）效應」——其原理與俗話中說「偷雞先須放把米」的道理是一樣的。

我們吃下食物經消化吸收，然後轉變成為能量供身體之需，這個過程中本身便需消耗能量。在ATP作為能源時，便說到他能提供能量，作為小腸吸收營養素之用，腺體在消化食物過程中，所需分泌的膽汁及消化液，也均需ATP提供能量。身體內部需消耗部分能量，方能將體外攝取的大量營養素，轉變成為體內的重大能量，可以說身體「小輸而大贏」。

生理學家發現，人在攝取食物後的代謝量會比攝食前高，即是熱量的消耗較大，主要的原因是要消化吸收所攝取的食物，是必須先付出代價的，特別是攝取肉類或蛋白質食物時，這種情況會特別突出。蛋白質的SDA／DIT佔其產熱總量的30%左右，也就是說，便是攝取蛋白質所產生100大卡的能量，竟有30大卡是消耗於轉化成為能量的代謝過程中，剩餘的70大卡才留為身體之用。說實話是浪費過頭了，我們比較醣類的SDA／DIT僅僅佔其產熱總量約6～7%（也有說5%左右），脂肪的SDA／DIT佔其產熱總量的4～14%（也有說5%左右）。

毫無疑問的，蛋白質作為能源是太浪費了，它的單價比其他的食物貴，但是產生的能量並未能反應出其價值，實是令人很不甘心。倒是自以為聰明的某些人士，利用這種一知半解的知識來作為減重食譜，並大作宣傳廣告「吃肉減重法」，實是大有商確之處。

我必須強調，在葡萄糖、脂肪酸、胺基酸（蛋白質）三種營養素轉化成為能量時，胺基酸會產生尿素的，是最不清潔的能源供應者，過量的話會加重腎臟負荷的。在臨床上，就曾經有減重病人因為採「吃肉減重法」，大量攝取豬瘦肉，而導致腎臟病變，這是非常嚴重的後果；必須警告自行採此法減重的朋友，最好請教真正的專業醫師或營養師，不要自行摸索，而傷害腎臟及其他器官於無形中，絕對是得不償失的。比較安全的是可採「吃蔬菜或低熱量水果」來消耗體內的能量，以換取維生素、礦物質、纖維質。

話說回來，蛋白質有此缺點，但是某些優點是其他營養素無法取代的，所以，我們每天還是要攝取足夠的份量，才能維持健康。於是，營養學家們建議我們可把這三種營養素混合食用，那麼他們的SDA／DIT便會下降，例如醣類可與脂肪混合，肉類與醣類混合，或三者混合，效果均比單獨的SDA／DIT值下降而且明顯，這是很重要的觀念。通常食物混合後的SDA／DIT，約為其本身食物產熱總值的6％左右，但在計算熱能總需要量時，是以10％作為參考值。

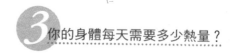

## 附表一：每天熱能總需要量之計算（總代謝量）

　　雖然，影響人體一天所需的熱量總值之因素主要有
四項，但是真正的決定因素僅有三項，分別為運動量、
基礎代謝率和攝食的特殊動力效應（SDE／SDA／DIT）
量，可以下列表圖表示：

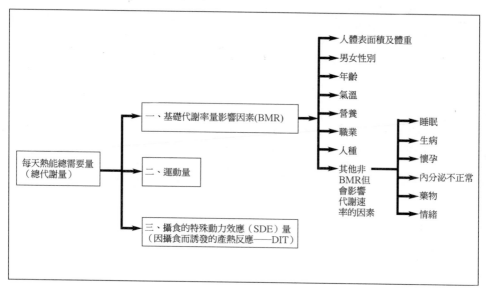

附表二：下表是各年齡層每天熱能需要量的參考值，摘
　　　　自行政院衛生署民國75年修訂的每日營養素建
　　　　議攝取量舊表（可供參考之用）

| 年　齡 | 發育中<br>女/男 | 女52公斤<br>男62公斤<br>（輕工作） | 女52公斤<br>男62公斤<br>（中等工作） | 女52公斤<br>男62公斤<br>（重工作） | 特　殊<br>期　間 |
|---|---|---|---|---|---|
| 7～9歲 | 1700/2050 | | | | |
| 10～12歲 | 2000/2300 | | | | |
| 13～16歲 | 2050/2550 | | | | |
| 17～19歲 | 2000/2650 | | | | 懷孕前期+150卡<br>後期+300卡<br>哺乳期+500卡 |
| 20～34歲 | × | 1950/2400 | 2050/2750 | 2250/3250 | |
| 35～54歲 | × | 1850/2300 | 1950/2650 | 2150/3100 | |
| 55～69歲 | × | 1650/2000 | 1750/2300 | ×/2700 | |
| 70歲以上 | × | 1600/1800 | 1700/2100 | × | |
| 工作類別 | | 室內人員<br>不會流汗<br>如：秘書、售<br>貨員等 | 業務人員<br>少許流汗<br>如：服務生、<br>業務員等 | 四肢需動作大<br>且用力常流汗<br>如：阿兵哥、<br>工廠工人、搬<br>運工人、清潔<br>工人……等 | |

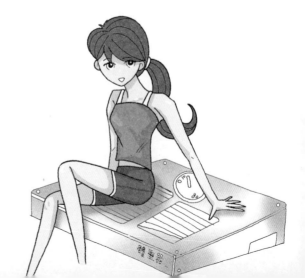

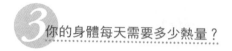

## 附表三：下表是摘自行政院衛生署民國82年修訂的每日營養素建議攝取量新表

| 年　齡 | 發育中 女/男 | 體重(女) 體重(男) （輕工作） | 體重(女) 體重(男) （中等工作） | 體重(女) 體重(男) （重工作） | 體重(女) 體重(男) （極重工作） | 特　殊 期　間 |
|---|---|---|---|---|---|---|
| 7～9歲 | 1650/1900 | | | | | |
| 10～12歲 | 2100/2150 | | | | | |
| 13～15歲 | 2200/2500 | | | | | |
| 16～19歲 | 2100/2650 | | | | | 懷孕： |
| 20～24歲 | | （52kg）1800 （62kg）2200 | （52kg）2000 （62kg）2450 | （52kg）2350 （62kg）2850 | （52kg）2650 （62kg）3300 | 第一期+0卡 第二期+300卡 第三期+300卡 哺乳期+500卡 |
| 25～34歲 | | （52kg）1700 （62kg）2100 | （52kg）1900 （62kg）2350 | （52kg）2200 （62kg）2750 | （52kg）2500 （62kg）3100 | |
| 35～54歲 | | （54kg）1700 （64kg）2100 | （54kg）1900 （64kg）2350 | （54kg）2200 （64kg）2750 | （54kg）2500 （64kg）3100 | |
| 55～69歲 | | （54kg）1650 （63kg）2050 | （54kg）1850 （63kg）2250 | （54kg）2150 （63kg）2650 | | |
| 70歲以上 | | （52kg）1600 （58kg）1800 | （52kg）1800 （58kg）2000 | | | |

註：請注意男性所需之熱量有向下修正的趨勢，因為肥胖的人變多了。

## 附錄：自己算算一天所需的熱量

國人體重男60公斤，女55公斤，白領階級，每天搭乘公共配合走路上班，晚飯後有散步2小時的習慣，試求一天所需的能量約為：

### 一、基礎代謝率(BMR)粗略估計為（須扣除睡眠8小時）

正常清醒情況下男人/女人每公斤每小時所需的熱量平均為1卡及0.9卡。

所以

(1) 男人的一天BMR為1卡/公斤小時×60公斤×24小時＝1440卡

(2) 女人的一天BMR為0.9卡/公斤小時×55公斤×24小時＝1188卡

〔女人可以55公斤×2.206磅×10（常數）＝1213卡快速求出〕

扣除睡眠8小時——睡眠時BMR較低，約為正常值的90%，故須扣除10%的BMR值。

(1) 男人便扣除1440卡×8小時/24小時×10%＝48卡

(2) 女人便扣除1188卡×8小時/24小時×10%＝39.6≒40卡

由上求得

(1) 男人一天睡眠8小時的BMR為1440－48卡＝1392卡

(2) 女人一天睡眠8小時的BMR為1188－48卡＝1148卡

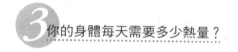

## 二、運動量

(1)每天飯後散步2小時的熱量經查表計算為：

男人為……2.0卡/公斤×60公斤×2小時＝240卡

女人為……2.0卡/公斤×55公斤×2小時＝220卡

(2)坐公車共約1.5小時（站立），需消耗熱量

男人為……0.6卡/公斤×60公斤×1.5小時＝54卡

女人為……0.6卡/公斤×55公斤×1.5小時＝50卡

(3)走路到公車站約10分鐘（快走）須消耗能量

男人為……3.4卡/公斤×60公斤×10分/60分＝34卡

女人為……3.4卡/公斤×55公斤×10分/60分＝31卡

(4)上下樓梯共約150階（15階為平均值0.036卡/公斤）須消耗
能量

依行政院衛生署編印的資料

男人為……0.036卡/公斤×60公斤×10倍＝22卡（實際
可能更多，依蓋氏生理學資料上樓梯每小時約900卡）

女人為……0.036卡/公斤×55公斤×10倍＝20卡

(5)辦公8小時約（靜坐寫字）需消耗能量

男人為……0.4卡/公斤×60公斤×8小時＝192卡

女人為……0.4卡/公斤×55公斤×8小時＝176卡

(6)三餐共用1.5小時，需消耗能量

男人為……0.4卡/公斤×60公斤×1.5小時＝36卡

女人為……0.4卡/公斤×55公斤×1.5小時＝33卡

(7)其它雜事耗時1小時共須消耗能量（平均值）

男人為……0.4卡/公斤×60公斤×1小時＝24卡

女人為……0.4卡/公斤×55公斤×1小時＝22卡

運動量：

男人為……602卡

女人為……552卡

## 三、攝食的特殊動力效應（SDE或SDA或DIT）

此效應求法是以基礎代謝率(BMR)以及運動量兩者總值的10%作為計算參考值，所以需加值為：

（BMR＋運動量）×10%

男人為……(1392＋602)×10%＝199卡

女人為……(1148＋552)×10%＝170卡

每天熱能總需要量結果為（基礎代謝率＋運動量＋攝食的特殊效力效應）

男人為1392卡＋602卡＋199卡＝2193卡

女人為1148卡＋552卡＋170卡＝1870卡

（註兩者相比為1870/2193＝0.85＝85%）

　　此例題中可看出上下樓梯佔運動量的比率雖不大，但時間很短，因此腳部情況正常的話，是非常鼓勵上下班時不妨多走天橋或地下道。至於在辦公大樓工作者，每天可以強迫上6～8樓2次，上樓梯時可以一步兩台階，如此可以壓縮腹部拉緊臀部，不用三個月就可消除腹部及臀部多餘脂肪，而使肌肉更具彈性，假如腳部情況不好，則可以走路上樓，下樓時改乘電梯，避免關節受傷，愛美的女士們不妨試試省錢、省時、免費、效果又快，一舉（腳）數得，何樂不為。

# *4* 怎樣才能消除飢餓感？

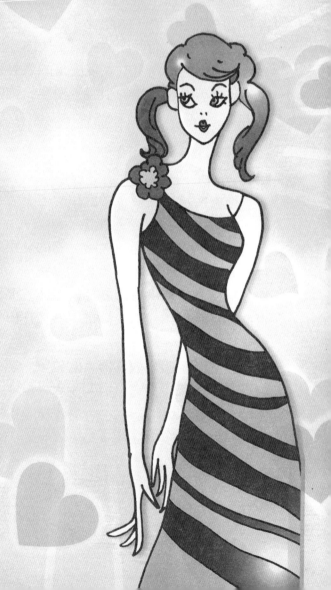

# 展現生命與活力的生理系統

　　人類體內組織器官間的生理功能能夠正常運作，而展現出生命與活力，主要的是靠「神經系統」和「內分泌系統」共同運作而完成的。神經系統主要是負責身體各部位的快速反應，由聽覺、觸覺、視覺等的感覺接受器所捕獲的訊息而做出反應。至於內分泌系統主要是負責體內代謝的任務，其表現出來的效果和功能速度比較慢。飢餓感與飽食感的引發，便屬於神經系統的局部機能。

## 神經系統

　　神經系統是由腦、脊髓和神經三者共同構成的。這個系統是由遍布全身的無數「神經元」，密密麻麻地相互連接而構成一個通訊網路，它的功用是收集各組織器官所傳送過來的訊息，然後加以整理、處理，最後貯存或分配指令，以供身體各部位運作。簡單地講，便是將獲取的資訊加以處理或篩選，然後作出適當反應的超級計算機。

　　這個系統假若依其器官的位置，或為了操控全身的運作，生理學家把它分成為兩大系統：一為「中樞神經系統（Central nervous System，簡寫為CNS）」，另一部分稱為「周邊神經系統（Peripheral nervous System，簡寫為PNS）」。

# 中樞神經系統

　　「中樞神經系統」，顧名思義，是位於身體中線，由下而上依序是脊髓、延髓（延腦）、橋腦、中腦、間腦、大腦以及位於大腦後面正下方的小腦。

　　「延腦」是位於脊髓的上方，橋腦的下方，被稱為「生命中樞」。脊髓的神經纖維束由下而上延伸過來，因此也被稱為「延髓」。

　　「橋腦」就像一座橋，使大腦與小腦連接在一起。

　　「中腦」位於腦部中央，上有大腦，下有橋腦，稱它為中腦，是名符其實的。

註：延腦、橋腦及中腦共同構成「腦幹」（Brain Stem——腦主幹）。

　　「間腦」位於大腦與中腦之間，位於中腦上方，主要是由「視丘」（thalamus——或譯為「丘腦」）及「下視丘」（hypothalamus——或譯為「丘腦下部」）構成的。間腦的功能廣泛，與人類的攝食功能關係密切，因此我們將會特別談論它的部分功能——如何調節食慾和控制食量。

註：thalamus，希臘文意為寢室、房間。

　　「大腦」的體積是所有腦中最大的，位於腦部的最上方，它的最上層稱為「大腦皮質」，操縱著人類最高層次的心靈活動。

　　「小腦」的體積僅次於大腦，在大腦後面的下方，小腦用電刺激時幾乎不會反應，但是破壞它時，會影響肌肉的動作，對於骨骼肌的控制、身體姿態的平衡及調整均有重要關係。

中樞神經系統的功能，是將輸入的訊息加以篩選、整理、分析、處理，可以簡略的分成三種層級：

1. **基本整合性的脊髓功能**——「脊髓」是身體各部組織和腦部間的雙方溝通管道，也是作為脊髓反射的反射中樞。事實上，這也涉及到較高層級神經系統的運作，有人將它比喻為人體通訊系統的高速公路。它可將神經衝動傳到腦部，也可將腦部放出的神經衝動指令經由脊髓本身傳送到身體各部位，因此可以感覺到疼痛、寒冷或炎熱等現象；此外尚有其他的功能，例如四肢或腸胃運動的反射作用。

2. **低層級腦的功能**——這種層次的腦部包含由脊髓往上伸的延腦（延髓）、橋腦、中腦、間腦（視丘及下視丘）、小腦以及大腦皮質下方的基底核。

   該層次的運作主要是針對某些刺激或運動，能做非常快速的反應，例如：喜樂、憤怒、痛苦、性行為等等一般動物便具有的行為。人類或一般動物的攝食行為便屬之。文中要解說的飢餓感及飽食感的原因，就是屬於這種層級的運作。

3. **高層級腦的功能**——這是指大腦皮質層的高級運作。

   大腦的皮質層是在人腦的最上面，它的功能是最高級的，主宰著人類的心靈、思維、邏輯等高級活動的運作。

註：也有人認為尚有第四種「超高層級腦的功能」——指人類腦部運作最高層次——靈魂、神通的境界。

## 周邊神經系統

「周邊神經系統」，是指中樞神經系統外的周邊神經，包括感覺神經元、運動神經元等。此系統可以使中樞神經系統與身體各部位相互聯絡，例如它可將神經末稍因刺激而產生的反應——神經衝動——傳遞至中樞神經系統，而使中樞神經產生反應。

## 間腦下視丘──攝食中樞

「間腦」位於大腦與中腦之間，非常接近大腦的核心，主要是由視丘、視丘下部（Subthalamus）、上視丘（epithalamus）、下視丘組成，其中以視丘及下視丘為最主要的構造。

「視丘」有點類似橢圓形球，左右對稱各一，長約3.5公分，寬約2.7公分，剛好位於中腦上方，幾乎佔滿了間腦的空間，由許多「神經核」（nucleus）所組成的。人體除了嗅覺的訊息外，所有的其他感覺訊息均由視丘傳遞到大腦皮質，是一個非常重要的轉運站。

「下視丘」位於丘腦的下部位，也是位於「邊緣系統」的正中央，這個邊緣系統是指位於腦基底部分的神經系統，它控制著喜怒哀樂的情緒、感覺以及潛意識等諸多獨特的行為。下視丘雖然在腦中僅是一個非常小的構造，重約4～7公克，但是卻負有非凡的功能及任務。它控制了生長、精神、肉體、情緒、神經以及內分泌系統，它的某些區域更是一些生理機能的中樞，角色重要

而複雜，其中有一項特殊功能便是與攝食行為有關。

## 下視丘與飢餓感、飽食感等攝食行為的關係

下視丘是攝食行為的控制機構，在臨床或實驗上得知：

1. 人體的「攝（進）食中樞（feeding center）」或「食慾中樞（appetite center）」是位於下視丘的外側區（Lateral Hypothalamic Area/Zone，簡稱為LHA或LHZ），有人稱此為「飢餓中樞」，最主要是刺激該區會使動物變成非常的飢餓。

   下視丘的「外側核」（lateral nucleus）是由外側區的大型神經細胞組成的，因此，可以稱下視丘的外側核便是攝食中樞（飢餓中樞）。該區域受到破壞，則動物會沒有或減低食慾，最後導至營養不良而產生疾病，甚至死亡。

2. 人體的「飽食中樞（satiety center）」是位於下視丘的腹內側核（Ventromedial nuclei/nucleus Area/Zone，簡寫為VMA或VMZ），有人稱此為「飽足中樞」，最主要是刺激該區會使動物沒有食慾，不吃東西。假如該區域受到破壞，則會變得非常飢餓——如同刺激下視丘的「攝食中樞」不停的進食，會變成非常的肥胖，吃再多的東西也不覺得飽——該區若有病變，也會產生相同的現象。

3. 「飽食中樞」受到破壞時，便不能制衡「攝食中

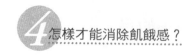

樞」，會導致動物不停地攝食。

4.「攝食中樞」直接引發食慾尋找食物，而推論「飽食中樞」是利用壓制「攝食中樞」而達成運作。

5.下視丘「攝食中樞」能控制攝食量，控制攝食的動作則不在其功能之中。

6.下視丘該兩區域的神經元運作，會受血糖濃度影響。當血糖濃度正常，將會產生飽食感；當血糖濃度低於正常值時，「攝食中樞」會被活化而產生飢餓感。


## 葡萄糖與下視丘「攝食中樞」的關係

人類的身體是非常精密的，某些部位的生理機能，可以隨著環境和生理的需求，而自動調整，例如在冬天時，由於身體散熱快而多，我們的胃口便會在潛在意識下，莫名其妙地自動調整而增加食慾，一個冬天下來便增加了幾公斤；婦女懷孕時也會有如此的現象。

另外在長時間禁食後，我們的胃口會異於平常，攝取的食量大於平時很多；相反的，若每天吃某東西而不改變，不到幾天，既使是最喜歡的食物，到最後看了也會害怕。下視丘就有如此巧妙的功能，它的「攝食中樞」與「飽食中樞」是如何運作？受何影響？這是生理學家非常感興趣的問題。他們經由臨床實驗得知：

1.葡萄糖在血中的濃度會影響食慾及進食量。

2.血中胺基酸的濃度也會影響食慾及進食量，因此，有人建議吃蛋白質食物有抑制食慾，可作為減重的方

法，但其程度不如葡萄糖。

3. 脂肪組織的增加也會影響，但是它的功能可能是以長期性的調節較重要，短期性的運作還是以葡萄糖為主。

4. 以葡萄糖注射於動物的「飽食中樞」，飽食中樞會吸收，該中樞具有聚集葡萄糖的能力，其他的部位並無此現象。以半乳糖注射也無此現象。

5. 以電極測試「飽食中樞」的反應，發現該區的電活性，其電波反應次數是受血糖濃度影響。血糖高時反應是增加，血糖降低時反應是減少。以電極測試「攝食中樞」的反應，可知也是受血糖濃度影響，但結果剛好相反，也就是說血糖升高時，其反應反而減少，血糖降低時，其反應反而增加。因此，證明血糖濃度與該區域是有相當密切的關係。

　　基於上述諸多理由，生理學家推論，血糖濃度升高會刺激「飽食中樞」而產生飽足感，因而壓抑「攝食中樞」的功能，降低了食慾。

　　以上的主流理論就是由梅爾（J. Mayer）所提出的「葡萄糖靜態理論（glucostatic theory）」──理論內容簡單地講便是：血液中葡萄糖的濃度正常時，人類便不會有飢餓感，不會有食慾。但是血糖濃度下降太多時，便會破壞原來沒有飢餓、沒有食慾的靜態平衡狀態，於是下視丘的調整機能會引發飢餓感及食慾，等到進食血糖濃度恢復正常後，身體便又恢復正常的情況。調節過程

中，下視丘的「攝食中樞」及「飽食中樞」的功能，與葡萄糖濃度有直接且密切的關係。

註：該理論也涉及到葡萄糖的利用率問題，即葡萄糖利用之高低會影響食慾。

　　此外還有非主流學說包括「胃部收縮說」、「體溫主宰說」，均受到質疑而不被採信。


## 其他與攝食行為有關的腦部高層器官

　　「杏仁核」位於大腦半球深處基部的灰質區域中。在兩大腦半球的基部，有一個稱為「基底核」的組織，它的結構包括一個稱為「杏仁核」的灰質，它接受從邊緣系統傳來的訊息，兩者均與下視丘非常接近，關係密切。

　　杏仁核是嗅覺神經系統的重要部位，刺激它時，會引起與刺激下視丘相似的反應，它對於人類的情緒反應，例如害怕、生氣、快樂、憂慮，或性行為、心跳、胃腸運動、呼吸等生理作用，均有相當的功能，對於食慾以及吃飯攝食的行動，例如吞食、啃咬等動作，也均有密切關聯。

　　此外，由臨床上實驗得知：

1.杏仁核的某些部位與引發進食的動作相關。

2.刺激杏仁核等部位可增加食慾，但某些部位則反而會減低食慾。

3.杏仁核受到嚴重破壞時，動物會不知道如何挑選食

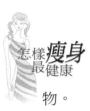

物。

至於邊緣系統的皮層區，則是屬於較高層級的神經運作系統，該系統的某些部位對於「食慾」有相當的調整機能，與下視丘、杏仁核等共同運作時，能對食物作成喜好及厭倦的分辨或歸類，影響日後的攝食選擇和習慣。

## 解除飢餓感的方法

　　了解飢餓感的理論後，接下來便是要如何消除或應付飢餓感，以達成減重的目的，這才是本書的要旨。下列方法便是採用上述的理論為基礎而設計的：

1. 可吃1塊糖果或方糖，迅速提供葡萄糖，以滿足攝食中樞的要求。這種方法的效果可由日常生活中得知，例如飯前小孩吃糖果、巧克力等甜食，則胃口、食慾會不好，飢餓感會很快被消除。糖果的種類以質地堅硬、不易溶解為佳，絕對不要喝含糖飲料，因為飲料很容易大量且快速地喝掉。

2. 補充富含纖維及低熱量的蔬菜水果，使胃腸有飽足的感覺。因為胃腸在這種情況下，可以暫時性地壓抑「攝食中樞」運作，而降低食慾和食物的需求。研究也發現，攝食行為所牽動的分泌，也具有壓抑攝食的作用。

3. 盡量保持體溫，或增加周遭環境的溫度，特別是在寒冷的地方。

4. 進食要採拖延戰術，把時間拉長，讓食物中的葡萄糖

慢慢供給腦部的需要。可補充富含纖維的五穀或根莖類食物，它們需更長的時間來消化及吸收，又可滿足胃腸的飽足感。這種拖延戰術方法，對於減重是非常重要的。

5. 激烈運動可壓抑食慾——正常的運動會提升食慾，但如果激烈的運動則恰好相反，人體會因激烈運動而產生乳酸、溫度升高及腎上腺素的快速分泌，因此反而壓抑食慾，所以有很多人在運動後，反而胃口不佳。因此，疲憊的上班族婦女在煮晚飯餓過頭後不想吃飯，僅喝湯便能度過一餐，這種事也就不足為奇了。

生理反應會告訴我們，運動時肌肉中所貯存的肝醣能夠分解成為葡萄糖來作為能源。在此過程中，肝醣會被分解成為丙酮酸和能量，丙酮酸接著便進入細胞的粒腺體中，與氧氣產生化學作用而合成ATP高能量分子；假如氧氣不足，那麼丙酮酸會改變路線而轉變成為乳酸，然後進入血液及其他的體液中。乳酸會使人體變得很疲倦，而恢復疲倦的快慢是取決於人體排除乳酸的速度，此通常決定於所需額外的氧氣量。一般而言，移除乳酸需要一小時或數小時，或者可說所需的額外氧氣量需一小時或數小時方能補足，這段疲憊的前半段時間大概就是您胃口不好的時間。

懂了這種道理後，便可應用於減重或消除飢餓感上，我們可在通常進食前的半小時內或飢餓時才開始作些快速運動，使身體疲倦而沒有胃口或減低食慾，這種逆向操作的「飢餓運動減重法」——飢餓時才運動而

不是飢餓便進食的方法，不妨多多運用。

6.意志力可以克服部分的飢餓感，初期的飢餓感可以用意志力或轉移、分散注意力來克服，如打電話、看電視、看小說等，也可以想些噁心的東西來破壞食慾。

7.最後假如任何方法都沒效果的話，那我不得不說只好利用藥物來左右中樞神經系統，影響腦部運作以減低、阻止或破壞「攝食中樞」的功能，使它無法引發飢餓感或食慾；或是刺激「飽食中樞」，使它沒有飢餓感或食慾等方法，來達到控制攝食及減重的目的。但是，這種藥物減重方法必須由專業醫師、藥師、營養師及病人共同合作比較妥當，否則是要付出傷害身心的代價，千萬不要道聽塗說，自行買藥服用，將來才後悔就來不及了，這是一定要特別注意的！

## 減重及解除飢餓感的藥物

通常減重的藥物粗略地可分成4種如下：

1.抑制食慾（影響下視丘攝食中樞及飽食中樞功能）的藥物——影響中樞神經系統的食慾抑制劑。

2.加速代謝速度（甲狀腺荷爾蒙）的藥物——增加能量消耗。

3.阻礙營養素醣類（澱粉類）及脂肪的吸收劑或瀉藥。

4.加速脂肪分解或燃燒的藥物（瘦身霜、茶鹼、咖啡因、麻黃草本植物等）。

註：所謂雞尾酒減重法就是將上述的藥物及食品混合食用。

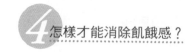

　　抑制食物的藥劑務必謹慎，它是透過影響下視丘神經元內「神經傳遞物質（neurotransmitter）」的釋放與回收，而達成抑制食慾的目的。例如影響「正腎上腺素」或「血胺酸（serotonin）」神經傳遞物質的釋放，並抑制或阻斷其再回收，增加在腦中的可用率或濃度，而達到抑制食慾的功能。它可以影響到腦部，當然也可能影響到身體的其他部位。這些藥物需要經由血液循環系統才能影響腦部，因此，對於整個的中樞神經及心肺系統可能會引起輕重不一的副作用，這是必然可預測的。

　　此類藥物不少，但很多種已被查禁，美國使用較為普遍是「芳特兒命劑（Phentermine）」，至於含PPA（phenylpropanolamine）的藥物，則最近才被美國食品藥物管理局（FDA）以可能引起出血性中風為理由而下令回收。此類藥物均可達到減少部分體重的目的。「芳特兒命劑」結構有些類似「安非他命」，會有副作用，失眠、頭痛、噁心、心跳不正常、血壓上升、顫抖、憂鬱等現象，凡是有甲狀腺功能亢進、心血管疾病、高血壓、青光眼等病患均不可使用。至於PPA，在台灣則為合法可使用的。PPA基本上是一種活性化學物，主要功能與麻黃素類似，是一種神經興奮

劑，可以擴張支氣管和減低食慾，國內的減肥藥及感冒藥（通鼻用）幾乎皆含有這種成份，目前是國內惟一合法的減肥藥，它的結構也類似安非他命。

比較安全的藥物則是「脂肪酶抑制劑」，這種酶的抑制劑為「orlistat」，英文商名為「讓妳酷（Xenical）」的藍色小丸子，最近更名為「羅氏鮮」，它能抑制或阻斷腸胃中脂肪酶的活動，抑制脂肪的分解，使這些未能被分解的大粒子脂肪無法被吸收，於是留在腸道中隨著大便排出體外而達到減重的目的。不過，這種機制僅可阻斷飲食中脂肪量約1/3，其餘的2/3（70%左右）還是會被分解而吸收，它可減低脂肪的吸收，而非完全排除脂肪於體外；因此，攝食量的控制及減少，還是減肥成功不能缺少的一個重要因素，千萬不要以為吃了它便可以大吃大喝。另外由於脂肪的流失，人體對於脂溶性的維他命吸收便會降低，例如維生素A、D、E、K，因此必須補充這類維生素；缺乏維生素，人體的代謝會失常的，身心會受到傷害，減肥效果也會變差的。

另外一種比較安全的藥物是「澱粉酶抑制劑」，這種抑制劑對於東方人或國人非是適合，因為我們的主食類是以五穀或根莖類為主的澱粉類，因此，國人造成肥胖的原因與歐美人士略有不同，一者是澱粉攝取多，另一者則是脂肪攝取過多。此抑制劑是用來治療糖尿病的，國內醫師把它應用來減肥，發現效果不錯且安全，不僅可以治糖尿病且可以減重，惟藥物的服用必需醫師或藥師的處方後方能使用，切記切記！

# 輕鬆減重全方位出招

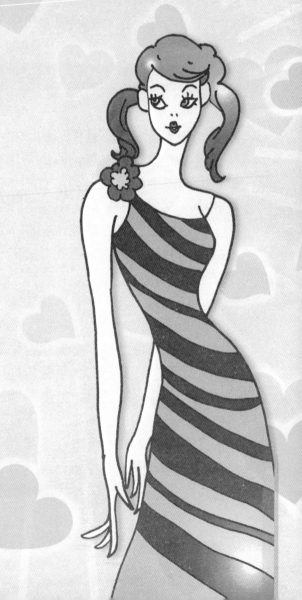

減重是與生活作息全面相關的，以下我們將提供一些在日常生活中，容易做到卻經常被忽略的簡易減重方法，你可交叉相互配合使用，雖然無法在短時間內迅速達成驚人的減重效果，但長期下來，卻是更健康而有效的方法，而且不容易造成瘦而復胖的情形。

## 一.飲食篇

## 喝喜酒應注意的事項

吃喜酒是體重失控一個重要但不受重視的因素。現代人的交際應酬煩多，經常有許多參加喜宴的機會，礙於禮貌，又無法一一拒絕；為了預防在吃一頓飯後，累積出數量龐大的多餘熱能或脂肪，以下針對用餐前、用餐時和用餐後，提供一些應該隨時留心的小地方，將可減低意想不到的體重：

1.前一餐可以少吃，特別是油脂或肉類盡量少吃，吃六分飽即可，不妨多吃水煮蔬菜或低熱量水果。

2.不要穿寬鬆的衣褲，盡量穿著貼身束腰的衣服，將會節制你的吃飯舉止，並且警告你已吃過頭，衣服已經繃緊了。另外男士不妨打上領帶，也會產生一些約束的效果。

3.離家前喝些茶水，可以促進體內三酸甘油脂分解，而產生游離脂肪酸，再配合進入飯店前多走一些路，便可消耗部分由脂肪酸燃燒而產生的熱能，達到減脂目

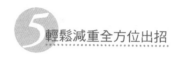

的。

4.提早半小時出發，不管是開車或坐車去，可在目的地前500公尺就停車或下車，然後優閒地散步、逛街，不僅可節省車資、燃料，同時還能消耗體能。

5.進入宴席前，盡量不要乘電梯，走路上去最好，可以消耗能量又可以鍛鍊心臟，使臀部肌肉更有彈性圓滑，腿部更為結實修長。此外，雖然遲到不是很好的習慣，但若不是很重要的場合，不妨稍稍遲到一會兒，就可以避開第一道菜，減少一些熱能。

6.選擇座位要領如下：

(1)與長輩同桌——為了顧及禮貌，不致吃得太多。

(2)與陌生人同桌——為了顧及自己的形象，也不致吃得太多。

(3)與好朋友同桌——與好友忙著話家常，就不致吃得太多了。

(4)與年輕人同桌——年輕人吃得多、吃得快，自然自己就不會吃得過多了。

(5)自願參加減重桌——據說目前為了因應眾多龐大的減重人口，不少舉行喜宴或餐廳飯店等場合，都會特別準備「減重桌」，安排特殊的菜肴，以配合減重族的需求。

7.在選定桌位後，未上菜前，需注意不要在等待期間啃瓜子、吃糖果、喝汽水。瓜子雖小但熱量不低，其植物性脂肪含量豐富，不可大意。糖果、汽水也均含有熱量，不妨以不含糖的茶水代替飲料，可以解渴，又

可以促進分解三酸甘油脂，一舉兩得。

8.席開之後，如何進食也是大學問的，以下有幾項原則及方法可作為參考：

(1)拒絕果汁、汽水類，以及含有酒精成分的飲料，以不含糖分的茶水替代。

(2)謝絕油炸類食品。

(3)最後一道菜不吃。（尾菜不吃法）

(4)碗內的最後一口不吃。（最後一口不吃法）

(5)上桌的菜肴，第一道可以正常份量食用，第二道則減少一些，第三道菜則淺嚐即止。如此三道菜為一個循環，一直到宴席結束。（一平二四三吻法）

(6)上桌的菜，可採吃第一道則第二道便不吃，吃第三道則第四道便不吃，如此交錯進行。（隔菜進食法）

(7)假設一共有十道菜，則前五道菜可吃，後五道菜則輕輕的品嚐即可。（前吃後嚐法）

(8)進食時，不要一直坐在位子上吃東西，不妨起來到處走走、與朋友聊聊天，不僅可以少吃一點，也可消耗部分熱量。

(9)如果沒有必要的話，儘可能不要吃到最後一道菜，已經向主人致意過了，就可以趁離席，以免吃得太多。

(10)吃菜應選擇自己喜歡才動筷子，不需每道菜都品嚐。至於份量，更須嚴格限制，盡量以不超過一小碗為原則。（寧缺勿爛法）

(11)如果真的很喜歡吃甜點的話，也應該以一口或一

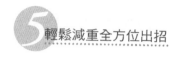

　　小碗為原則。（<small>甜食一口法</small>）

(12)離席後，不要馬上回家，建議不妨散步回家，對
　　於消耗體內累積的脂肪是最有效的。


## 上中式餐館應注意的事項

　　上餐館吃飯，對於在大都市的上班族而言，機會是
非常大的，不管是在中午或下班後，三兩好友或夫妻、
男女朋友相約一同吃飯是很普遍的，對於這種口味較重
並不很健康的外食機會，我們有以下的建議：

1.點菜的方法可採「五分之四法」、「四分之三法」，積
　極者更可採用「三分之二法」。所謂五分之四法，就
　是假設五個人，便點四道菜加一道湯；四分之三法，
　就是四個人便叫三菜一湯；三分之二法，就是三個人
　就叫二菜一湯；如此便可以避免不知節制的點菜，不
　僅可以預防多餘熱量的攝取，並且可以省錢。


點菜簡單公式如下：

x人×4/5（或3/4、2/3）＝點的菜類

例如10個人便是：

10×4/5＝8盤菜（8菜1湯）

10×3/4＝7.5盤菜（7菜1湯）

10×2/3＝6.6盤菜（6菜1湯）


2.點菜時，交代服務人員在烹煮時少用油、鹽或調味

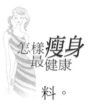

料。

3.蔬菜及肉類至少要一比一，最好是二比一，甚至是三比一。

4.魚類食品優先，含油脂的肉類盡量少，盤底的殘汁不要吃。

5.油炸的食物應該盡量避免。

6.雜糧飯、五穀飯或胚芽米、地瓜飯最好，它的味道比白米好，營養成份及纖維質均高於白飯，對於身體健康會有很大的幫助。

7.蔬菜可以盡量選擇水煮的烹調方式，避免油炒，要是油炒類的蔬菜，可先放入熱水中去油再吃。

8.選擇餐館最好不要在公司或居家近區，多走點路可以消耗一些熱量，又可以幫助消化。

9.飯前可喝些茶水，排除可樂、飲料等對於身體健康沒有正面效果的甜飲料。

10.飯後不必再嚐甜點，對身體沒什麼好處，請自行克制。

11.豬皮、雞鴨皮、魚皮等應忌食。

## 上西餐廳應注意的事項

西餐廳是高熱量的同義代名

詞，以豬、雞、牛或魚、蝦排為主菜，配上麵包、青菜沙拉，最後再加上甜點。假如主菜為了色香效果，再以奶油來處理的話，簡直更是火上加油。說實話，吃西餐對40歲以上的人而言，並不合乎健康長壽之道。減重或上年紀的人可以參考以下的意見：

1.原則上一個月上西餐廳的次數不要超過一次。

2.兩個人或三個人合吃一道主菜或二道主菜，可採1/2法或2/3法。

3.吃主菜前，可以先吃水果或蔬菜沙拉，佐料可少就少，應該盡量避免，也可以用薑、蒜汁或取不含油脂的替代品。沙拉用的沙拉醬含熱量很高，需限量。

4.豬、牛肉，即使是瘦肉也含有相當的脂肪，雞或蝦類相較之下就少一些。可以交代服務員少用油及太多的佐料。

5.麵包以全麥或半全麥麵包較好，吃時不要沾奶油。

6.濃湯一小碗便可，酥皮濃湯三個人一份也就夠了。

7.吃到半途可喝些純茶，不要喝甜飲料。

8.牛排一份約6盎司（約170公克），減重的人一天蛋白質類食物為5～6份量（150～180公克），約為5～6盎司，因此，可要求將一份牛排分成兩人份或三人份。

9.佐料黑胡椒醬、蕃茄醬或蘑菇醬少許便可。

10.甜食、酒類、點心品嚐便可，一口為止是很高明的享受，重質不須重量。

11.咖啡盡量少加糖或奶精，奶精也是高熱量的來源。

12.地點不妨挑在郊區、海邊、山區或公園附近，飯前

飯後均能散步或走路，可消耗部分熱量且培養氣氛增加
感情或友誼。

註：積極的作法，更可以限制自己的消費金額，吃得愈便宜愈健
　　康。

## 吃自助餐應注意的事項

　　中午吃自助餐是很普遍的，有幾個建議事項可以提
供做為參考：

1. 謝絕××元吃到飽的自助餐飲。××元吃到飽的自助
　餐是青少年的專利，30歲以上的人不必拿自己的腸胃
　去拚命，那是得不償失的，應盡量拒絕這類的用餐方
　式。

2. 一般自助便餐可以設定一主菜三副菜的規則——一份
　肉類（蛋白質）的主菜，其他的三副菜則設定於蔬菜
　類。

3. 飯或麵包類擇一便可，飯可採胚芽米飯或紅地瓜飯、
　五穀飯或五穀饅頭；麵包可採全麥或半全麥麵包。若
　二樣均選，可兩者混合，但份量必需減半。

4. 含油脂的肉類少吃，全瘦的肉較好，魚類可以優先考
　慮。避免油炸物，以滷、蒸、烤、煮、燙等烹調方式
　為佳。

5. 吃飯過程中，可喝些湯或茶水來增加滿足感。

6. 吃不完的不要覺得可惜，硬吃下去。寧可少吃也不要
　多吃，採重質不重量原則。

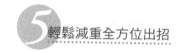

7.吃飯時盡量把時間拖長，細嚼慢嚥，待血糖上昇後，就可緩和飢餓感。

8.應盡量限制一餐不超過40或50元，絕對不能寬容，對嘴巴仁慈就是對身體殘忍。

## 吃便當應注意的事項

1.選擇最小號或最便宜的飯盒，飯與菜最好分開。也不妨採取兩個人吃一個便當的方式。

2.以五穀米、胚芽米、地瓜飯、雜糧飯等含纖維的澱粉食物為主，當然也可選擇菠菜麵，或雜糧等含纖維的麵食。

3.食物類以滷、蒸、煮、燙、烤等烹調為上，避免油炸。

4.飯盒最下層混有湯汁的飯盡量少吃，因其中含有不少的油脂，以及對身體器官不好的佐料，若有的話，可以先倒掉才吃。

5.嚴格執行最後一口不吃的原則。（要永遠記得先賢的名言：「勿以惡小而為之，勿以善小而不為」）

6.飯後最好吃一份低熱量、低甜份、高纖維的水果，例如蕃茄、芭樂均可。

7.飯後可以散散步、走樓梯、稍作柔軟運動，沒有

必要的話，不要坐在辦公椅上看報紙、雜誌、電視，這是最容易累積脂肪，使身材變形的習慣。

## 吃火鍋應注意的事項

1. 盡量少吃火鍋，尤其是麻辣火鍋。麻辣無形中會加速你的攝食速度及食量！

2. 吃麻辣火鍋時，因為很辣，所以會經由喝飲料以解除麻辣，無形中便會喝些不該飲的飲料，因此，應事先準備好無糖綠茶或開水以替代其他飲料。不要喝啤酒或其他酒類，這些是沒必要的熱量來源之一。

3. 飯前不妨先喝茶水，然後吃些蔬菜、水果填塞肚子，增加飽食感。

4. 採取小盤、小碟裝食物，並且限制盤碟數量。

5. 甜不辣、魚丸、肉丸、蝦丸、燕餃等加工後的食品，除了鮮度、品質、佐料不詳外，其中所含的脂肪是不低的。

6. 以蔬菜為主，根莖瓜類（白蘿蔔、紅蘿蔔、大黃瓜、冬瓜、絲瓜、苦瓜等）高纖食物次之，豆腐再次之，魚類、海鮮類、瘦肉類可以酌量搭配。

7. 吃火鍋時，有人常常會將蛋黃加入蘸料中，蛋黃膽固醇約有250毫克，以現代人的營養而言，實在是沒有再添加蛋黃的需要。

8. 沙茶醬是含鈉量高的調味料，冬天氣候變化大，易引起高血壓、中風等疾病，因此，應該盡量採用少油、

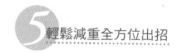

少鹽的佐料。

9. 火鍋湯底盡量用水，少用濃湯，因為高湯往往含有大量普林，以及磷、鉀、鈉等礦物質、電解質，痛風病患應少碰為妙，腎臟病患者更應避免。

10. 肉類以瘦肉較理想，內臟適可而止，湯中會含有大量的普林，此與高尿酸血症有緊密關係，痛風病患必需小心食用。除外，酒類、豆類等食物也會使痛風患者的病情加重。

11. 瘦豬肉含有旋毛蟲，海鮮類有腸炎弧菌，務必煮熟才可食用。

12. 麻辣火鍋油膩火辣，會刺激胃腸黏膜，加速胃腸蠕動及充血，油膩會使腸道水分吸收不良，造成胃痛、腹瀉等不適症，有腸胃炎或潰瘍病患者應該避免。

13. 麻辣口味不僅刺激口腔，也會刺激肛門，造成肛門部位麻辣且充血，對於痔瘡患者非常不好。

14. 店家的衛生是第一要求，少用刺激性佐料為進食原則。

## 冬令進補應注意的事項

每年冬天，台灣大街小巷都會掀起一陣進補風潮，人參雞、薑母鴨、當歸鴨、麻油雞、羊肉爐、龍眼黑棗雞、四神豬腸湯、枸杞排骨湯等，各類補湯相繼出籠，只要業者敢推出，任何產品皆有人樂於品嚐。事實上，

進補中經常暗藏著某些危機，因此不妨注意下列事項：

1. 中藥燉品的來源為何？有無農藥殘留物？市場上有些不明來源的中藥材，其處理過程實在是相當令人擔心的，國人務必小心。

2. 鴨類因為棲息地及飼養時的環境、水源品質好壞不一，所以，有過敏體質的人應特別注意。

3. 品嚐時，不要太油或口味太濃，食量控制一碗即可。

4. 高血壓、心血管疾病、腎臟病患等對於佐料需盡量採清淡為主，醬油等佐料需控制，可改用蒜、薑、蔥。

5. 雞肉、鴨肉、羊肉，可先去皮後才吃。

6. 品嚐前，可把上層湯油去掉，避免或少吃富含膽固醇的內臟。

7. 肉類富含蛋白質，攝取過量會增加腎臟負荷。


## 吃海鮮應注意的事項

　　台灣四周是海，海產特別豐富，海鮮中的魚、貝、蝦、蟹類是屬於高品質蛋白質，在各種方面均不輸於牛奶或雞蛋，甚至更高。

　　魚肉的結締組織較少，肌纖維短且細，所以比肉類更容易消化，缺點是水份含量較多，因此以相同的重量而言，它所佔的蛋白質便較少。魚類中（特別是深海魚類）的魚油富含omega-3高度不飽和脂肪酸，可以降低血小板的活性，對於血漿的擴張也具有很好的效果，因此可以降低動脈硬化及血栓物的形成，可以避免血栓以及心

血管疾病的發生。魚油中的DHA是屬於omega-3系列中的不飽和脂肪酸，主要存在於人體大腦皮質附近的白質和灰質中，此外尚存於神經組織、心臟、腎臟、精子、肌肉的細胞中，是人體代謝的必需脂肪酸，人腦內的磷脂質中約含10～20％，因此英國研究人員證實DHA可以使頭腦靈光，增強記憶，預防老人癡呆及心血管方面的疾病。

　　魚油中的EPA也有抑制血小板凝結的功能，並且能延長出血的時間，因此吃了富含EPA的魚油後，血小板可能便比較不易凝結，會較容易有出血現象，這種功能對於老人、糖尿病患或心肌梗塞的病患相當有助益的。

　　另外，海產類中的牡蠣、貝類，以及甲殼類中的蝦蟹富含鋅（微量礦物質），「鋅」與「性」幾乎同義，正巧可以說是性食物的代表，配合花生米更是如虎添翼，正是所謂：「小而壯（small but strong）」。鋅是很多酶的輔因子（需要它的幫助來增加活性），是胰島素的重要成份，能對抗自由基，對於傷口或灼傷部位的復原很有助益，腦中含有適量的鋅可以幫助預防自然界帶來的鉛積存，它參加核酸及蛋白質合成過程的酵素作用，是產生男性荷爾蒙「睪脂酮」以及維持「前列腺」正常功能的必須物質。

　　至於海鮮中所含稀有必須微量礦物質「硒」，在人體內具有抗氧化及防癌的生理機能，此外也具有抗老及增強免疫、排除毒物作用。

　　總之，鋅、硒這些稀有原素對於人體的血管、皮

膚、生理需求、頭部發育、抗老化、免疫系統均有相當
正面的效應，因此，海鮮類食物不僅美味營養豐富，適
量的攝食對身體是相當有益的，惟進食時也需注意下列
事項：

1. 蝦蟹類頭部含有豐富的膽固醇，所以食用時可去除頭
   部，特別是龍蝦頭，這是年輕人的權利，上了年紀的
   人最好適可而止。

2. 魚油中含有豐富的不飽和脂肪酸（雙鍵較多），本身維
   生素E含量較少，所以比較容易氧化，因此，可配上
   定量富含抗氧化劑維生素C、E的蔬果，以及富含礦物
   質的深色蔬菜、豆類、菇類、堅果類（如花生、杏仁、
   栗子），才能充分發揮其特長，對於長期坐辦公桌而導
   致性機能衰退的人是有莫大助益的（配合海邊游泳、曬太
   陽更佳）。

3. 吃魚時，可充分利用其各部位，肝臟富含維生素A、
   D，魚類的腦富含卵磷脂以及其他維生素、礦物質，
   對頭腦及身體非常有益，眼睛富含DHA。

4. 海鮮烹調時，可以清蒸或湯煮為主，盡量少用油鹽炒
   炸。

5. 生魚片中含有豐富的麩胺酐（glutamate或譯為麩胺酸
   鹽），是腦中最常見的一種神經傳遞物質，對於神經元
   具有興奮作用，腦中這種物質的濃度不足，則腦力、
   記憶力會衰退。這種物質在傳統營養學上被列為「非
   必需胺基酸」，直至1980年代後才重新被定位研究，對
   於人體因緊張、壓力有關的病患非常重要——人體的

肌肉會分解而產生大量麩胺，然後經由血液輸送到各部位來幫助對抗疾病及修補人體組織。這種物質在肉類中含量較為豐富，惟遇熱便會快速地改變其性質而喪失活性，所以生吃比熱食可攝取到較多的量，但生吃必須考慮未殺菌所帶來的後果，不妨進食時先切成薄片，以火鍋的熱水燙一下才吃，淡水或污染過的地方所出產的海鮮最好避免食用。

6.點菜時，主菜一種就夠了，人多不妨採4/5、3/4或2/3方法，亂點菜不僅浪費也傷害身體。

7.餐後可到附近散步或閒逛商店，不要坐著睡覺或看電視。

## 居家飲食應注意的事項

這是減重最基本、也是最重要的關鍵，請參考下列意見：

1.先規劃整個禮拜的食譜（可請教營養師），算出每餐、每日的熱量。

2.考慮購買的食物其品質及優先順序：蔬菜採低熱量或深色的種類；例如瓜類中的絲瓜、冬瓜、大小黃瓜、苦瓜、胡瓜；蔬菜中的高麗菜、韭菜、蕃薯菜、菜花、菜頭（白蘿蔔）、芹菜、菠菜、萵仔菜（心）、菜（心）、空心菜、油菜、雪裡紅、芥菜（心）、白菜類、蕃茄、茭白筍、松華、竹筍類、蔥類等。

水果可考慮較低熱量或體積較大的水果，例如：芭

樂、楊桃、西瓜類（低甜度）、柚類、哈密瓜（低甜度）、木瓜、桔類、桃子、李子類、梨子類等（小蕃茄也可以）。

3.嚴格執行，請家人監督。

4.改採少量多餐，粗食雜糧為優，淡食為宜。

5.慢慢降低食量，使胃口無形中變小，這是減重非常重要的一環。

6.零食、甜點、點心徹底排除。

7.盡量減少用油。

8.鼓勵喝茶替代其他飲料。

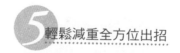

## 二.運動篇

運動的好處很多，對減重者更是重要，在這篇中則要特別詳加說明如下：

1. 適度的運動可以幫助肌肉的合成，而肌肉運動是負責燃燒脂肪的最主要代謝活動，減重要真正成功，則維持肌肉量是必要的。

2. 如果沒有運動來消耗體內的游離脂肪酸，則光靠使用藥物來促進脂肪分解成為脂肪酸的目的，是沒有用的。

3. 糖質新生作用會消耗脂肪及蛋白質來作為能量的來源，不僅消耗脂肪、肌肉，對身體內部的器官及內分泌都會有重大的影響。適當運動的話則不會，反而會更加有活力、健康，身材會更好、更性感，是保持年輕、體力、美麗的重要方法之一。

4. 在劇烈運動時的前幾分鐘內，其供應運動能量主要是依靠碳水化合物，但是高耐性、長久性的運動，則50％甚至高到80％的能源是依賴脂肪。雖然肌肉首先會優先使用醣類，也會以脫胺基酸的胺基酸型態，消耗掉部分的蛋白質，但是真正的還是會以脂肪酸的型態消耗掉大量的脂肪，因此運動員要變肥胖的機率是較低的，這點對於減重而言是非常值得注意的。

5. 人類在長時間運動後，將醣類產生的葡萄糖以及貯存於體內的肝醣耗盡後，首先會動用組織中的三酸甘油脂，把它變成游離性的脂肪酸，利用血液運輸，再度

以三酸甘油脂的型態儲存於肝臟中，然後在此作初步分解。因此長時間運動後，在肝臟中便有大量三酸甘油脂的存在，所以要有效的減重，短暫時間的運動效果是有限的，最好是半小時以上的中度運動。

6. 一般而言，肌肉組織或細胞，主要的能源是依靠脂肪而不是葡萄糖（大腦例外），原因是人體在正常情況下（即休息中），葡萄糖是沒辦法通過肌肉細胞膜，但是過度運動或受到胰島素的刺激則會改變這種特質，人在運動下即使沒有胰島素的作用，葡萄糖也可對肌肉細胞產生很大的通透性，而進入肌肉細胞或組織內氧化燃燒變成能量被利用，其真正的原因尚未完全知悉。

7. 人類在激烈運動或受到外界的刺激、威脅而使交感神經系統興奮，腎上腺髓質會釋放「腎上腺素」，使血糖、脂肪酸濃度明顯上升，而脂肪酸的增加比葡萄糖高，因此在特殊環境情況下，例如：運動、恐懼、興奮時會傾向消耗脂肪，所以運動員比較不易發胖。

8. 人體在適度溫和的運動或心情愉快時，腦內會產生一種稱為「$\beta$-內啡肽（$\beta$-endorphin）」——類似嗎啡的神經傳遞物質。

在1970年代左右，生理學家已知道間腦附近及腦幹附近的灰質區

域神經元末稍均可分泌「腦啡肽（enkephalin）」化學神經傳遞物質，很可能有抑制痛覺傳遞的功能。研究人員推測人的腦部內有一種抑制疼痛的系統，因為在此系統附近注射微量的嗎啡，便可以很有效的減輕疼痛，後來繼續研究，知悉嗎啡注射的區域就是該系統部位，專家們把此部位稱為「腦部的鎮痛系統」或「腦部的鴉片系統」，功能尚未完全知悉，他們更推測腦部的某些部位也會分泌類似嗎啡的化學神經傳遞物質。到目前為止約有十多種的此類物質，比較重要的有下列四種：

(1) $\beta$-內啡肽（$\beta$-endorphin）——下視丘及腦下垂體分泌。

(2) 甲硫胺酸腦啡肽（methionine enkephalin）——止痛系統內分泌。

(3) 亮胺酸腦啡肽（leucine enkephalin）——止痛系統內分泌。

(4) dynorphin代諾啡——含量低但效果非常強，約嗎啡的200倍，令人驚奇。

除外，尚有類此鎮痛（抑制性）功能的則是「血清張力素（Serotonin）」神經傳遞物質，最主要是由源於腦幹中央大縫核發出的神經纖維末稍所分泌的，它在脊髓區域是能抑制痛覺的傳遞，藉著血清張力素的釋放，引發脊髓內的某些神經元分泌腦啡肽，而達成其抑制的功能。它在腦部則與睡眠有很大的關係，缺乏時會引起憂鬱症，使人不愉快、難過、悲淒、沒性趣、失

眠，正常健康的人則能引發快樂、滿足、性興趣、樂觀、好食慾。此物質是由胺基酸「L-色胺酸」所合成的，是人體八種不能自制胺基酸中的一種，必須由食物供給，起司、全脂黃豆粉、肉類、肝臟、內臟、蛋、海鮮、芝麻、花生、酵母、全麥麵粉、海藻等都富含之。一般而言動物性蛋白質含量較高。通常人腦中的神經傳遞物質大都是「胺基酸」所合成的，「乙醯膽鹼」例外，它是由泛酸與膽鹼合成的。

我們現在知道 $\beta$-內啡肽是由含有酪胺酸（tyrosine）等幾十種胺基酸共同合成的，功能類似天然的嗎啡——有迷幻藥的性質，會使人有快樂、舒解壓力、歡暢的感覺，人類在溫和的運動，例如：慢走、散步、打內家（太極）拳、靜坐、冥思、愛撫、性愛、遊戲、吹牛、談情說愛、爬山時，便會分泌這種神經傳遞物質。至於激烈的運動或比賽，最後有時會完全脫序，演出暴力行為，此則是受到「腎上腺素」的影響，因為該神經傳遞物質是專門負責警覺、心理、情感、食慾、性慾、記憶力、學習能力的作用。了解這個道理，就知道溫和的運動與激烈的運動，其結果是完全相反的。

9.長期溫和的運動可以吸收足夠的氧氣，而氧氣就是興奮神經元最好的物質，醫院早就把腦部受損的病人帶到樹下作深呼吸運動，對於腦部功能的復健有莫大的幫助，是提升記憶力的很好方法。除外，對身體各部位均有良性的助益，辦公室的白領階級不妨利用假日

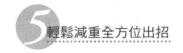

到海邊或山邊多待幾日，便可看出明顯的效果。

10.有效的減肥是消耗脂肪作為能量的來源，因此，溫和長期的運動比短期劇烈的運動有效，短暫劇烈的運動僅消耗到體內ATP高能物質、磷酸肌酸和葡萄糖而已，體內肥重的原兇「脂肪」根本毫無所動，只要有半小時以上的中度運動便能達成消耗脂肪的目的。劇烈的運動對於建構肌肉是有效的，長期的消耗性運動最能達成減重的目的，因為足夠的氧氣是使脂肪充分燃燒的必備要件。劇烈的運動因為氧氣不足使體內產生乳酸，它讓我們容易疲憊，反而沒有興趣再運動，所謂「其進銳者其退也速」之道理是很有根據的。

11.運動的時間及地點──上班族下班後不妨考慮以下的建議：

(1)冬春雨季時可採3：2：2法

3天可在室內運動；2天可到附近的學校公園、運動場散步、漫步、慢跑、打球、逛街、買東西等；2天可到郊外爬山、健行、遠足、外住宿或活動。

(2)夏秋天氣好可採5：2法

5天到附近的學校公園、運動場散步、打球、運動、慢跑、逛街；2天可到郊外山邊或海邊游泳、爬山、森林浴、釣魚、潛水、騎自行車、放風箏等。

註：必須提醒的是吃晚飯一小時後，便是散步、逛街最好的時候，千萬不要坐著看電視，那是腹部堆積脂肪最好的方式之

一，毀掉身材的不二法門。

　　以下介紹幾種對於減重很有效的中度運動方法：

## 水中運動

　　我在第三章＜你的身體每天需要多少熱量？＞中，曾論及水中運動，因為它的特殊性，所以我再特別解說：

1.水中散熱的速度比空氣中快。

　　人落於水中，體熱散失之速度比空氣中同一溫度約快26倍。因此，春秋兩季水溫較低時，從事水中運動是很好的減重時機，而夏天在水中運動，不會有太熱及發汗的痛苦，則是一大特點。

2.水中具有浮力，此為其他運動沒有的特點，因此對於肥胖的人、膝蓋受損的人、殘障或有疝氣的朋友最為有利，陸上做起來困難的動作，在水中將會變得較容易。

3.水中有壓力，而其壓力是受水的密度、深度的影響，愈深壓力愈大，利用這種特點，我們站

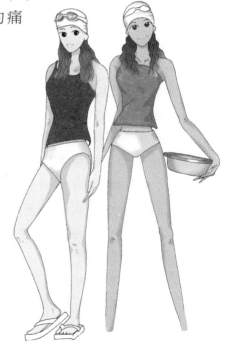

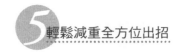

立、潛水或游泳均可以使腹部收到壓迫，而使下垂或生孩子後鬆散的腹部加速復原。

4. 水中具有浮力，所以在水中運動時，可以浮撐胸部，因此不會讓女性因運動而使胸部出現下垂、不適或擺動過大等麻煩。

5. 水中運動時，水壓無形對身體各部包括胸部及生殖器官作輕微按摩或刺激，對於此部位的功能、敏感度有非常正面的作用。

6. 夏日在海邊有計畫性（約五天）的游泳，配合富含鋅的海鮮食物，對於性功能的恢復有非常明顯的助益。

7. 水中運動包括游泳、水中跳舞、芭蕾、武術、水球比賽、漫步、跑步均可。學游泳並不困難，只要有蛙鏡、耳塞，加上好教練，很快就可以學會的。一千公尺的有氧蛙游對於減重有非常良好的效果，特別是生產後的媽媽。國小四、五年級學生發育前可先學會游泳，飲食若配合起司、牛奶等優質蛋白質，相信體格一定會非常好。

8. 每週至少游泳二次，會使全身的肌肉非常均勻、性感，其他運動就沒辦法達到這個目標。

9. 海水浴對於皮膚不好或過敏的人有相當助益。小兒皮膚不好，夏季潮溼常生濕疹或發癢，但是在海水中玩二、三小時後，回家馬上可以看出效果，對於傷口膚色的恢復也有相當助益。

10. 游泳前需作暖身操，可喝熱綠茶或咖啡，幫助將脂肪分解成游離脂肪酸以加速消耗。游泳後口渴也是

如此,喝熱綠茶便可,不要喝甜飲料。

11.水中運動不要太久,一個鐘頭便有很好的效果,時間太長則失熱太多,體溫會下降、血糖濃度下降、神經元會興奮而產生抽筋、起雞皮疙瘩、打噴嚏、頭暈眼花、想嘔吐,吃糖果再加強保溫便可改善這些症狀。

　　水中運動益處良多,先進國家非常盛行,會游泳的人非常喜歡,不會的人則排斥它,認為水中運動消耗熱量太多,反而更容易引發飢餓,因而大吃大喝,可能造成反效果。事實上,任何運動後均會引發或多或少的飢餓感,這時需減重者的自制,控制食量,依正確的攝食順序,並且採低熱量富含纖維的食物,如此方能達到效果。假如運動後不知節制且毫無選擇的進食,其結果當然是可想而知的。坊間也有書說,水中運動會加厚皮下脂肪組織,因此反而糟糕,這種說法似乎也有道理,不過身體若沒有多餘的熱量,脂肪是無法形成的,最重要的因素是由你的嘴巴來決定和頭腦對於食品營養素的認知。

## 爬山健行

　　爬山好處良多,山區不僅空氣良好,森林浴更是大家周知的延壽健身方法之一。爬山不需爬高山,都市近郊的產業道路或山區道路便可,帶便餐爬山,更可控制

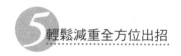

入口的食物，所以是減重的好運動兼好方法。

## 散步或慢跑；散步混合慢跑

時間較長的慢速消耗熱能方法是中年人最好的運動，除了能有效的消耗能量及脂肪外，也是腦內的「鴉片系統／鎮痛系統」分泌類似嗎啡化學神經傳遞物質的最好方式之一，帶狗隨行效果更佳。

## 武術和民俗運動（踢鍵子、扯鈴等）

中國武術種類繁多，可挑選適合中老年人的太極拳或比較和緩的拳法，當然也可打較激烈的拳術，不妨把比較激烈的快速拳術改變成速度較慢的練法，練身體又可學自衛術，且可達到消耗熱量及減重的目的。

## 騎腳踏車

早期學生上學的交通工具是腳踏車，令人回味無窮，可惜的是現在都市空氣污染，加上沒有自行車專用道路，因此不敢再做嘗試，希望各級政府不妨考慮規劃自行車道，以供自行車族使用。台灣鄉村田野山間小徑非常優美，是騎自行車的好地方，週末不妨到鄉下走走，與家人共騎，遨遊於無污染的美麗環境中，欣賞自然之美。必須強調的是，騎自行車是有氧運動，對於腿步及下半身的美化非常有助益。

## 健康操

　　小學、中學學校教的簡易健康操,就是鍛練身體的最好方式之一,很可惜的是,離開學校後便都忘掉早晨做操的習慣。早操大家都會做,簡單又安全,是大家都可以天天做的運動,不費錢、不佔地,隨時隨地都可做,特別是看電視時,利用廣告時間便可動動身體,一天做四次 (早、午、晚、睡前),便可收到很好的效果,當然時間多一點更好!

## 跳舞

　　跳舞是一種很好的消遣活動兼運動,與散步、打拳、唱歌、談心、打坐一樣,均能使腦部分泌出腦啡,可減輕壓力——壓力會妨礙人體荷爾蒙的分泌。跳舞可以訓練專心,增進學習能力、預防腦力退化,可使心情愉快,是保持青春美麗的好方法,此外也是培養人際關係的好場所。不管快舞、慢舞、歐洲舞、拉丁舞、非洲舞、美洲舞,古典或現代的都不要緊,包括前陣子流行的跳舞機,均可達到健身減重的目的。

## 打球

　　球賽種類繁多,乒乓球、羽毛球、排球、籃球、網球、保齡球、高爾夫球、撞球、棒球、手球等。從行政院衛生署編印的資料可以看出,乒乓球、羽毛球是屬於中度消耗能量的運動,不太激烈,是訓練身心頭腦機敏

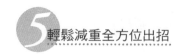

的好運動，銀髮族常打乒乓球，更是對於頭腦的功能有正面的效果，也是保持體能、身材的好方式，只要兩三個朋友找個地方或社區有球桌便可玩，費用便宜更令我們寬心。

## 爬樓梯

這是最簡單、方便的運動，幾乎什麼地方均可操練，我個人早晨一到辦公室後馬上爬樓梯，下樓梯則坐電梯以免關節受損。

事實上，只要七樓以下的辦公室，均應鼓勵大家爬樓梯，年紀大、殘障或特殊情況的人例外。有些辦公大樓規定三樓以下電梯不停，也有二、四、六等偶數樓電梯停，一、三、五、七等奇數樓不停，這是值得推廣的，不但節約能源且可健身的全民運動。

爬樓梯時，建議可手扶梯欄，一次兩個階梯，如此可壓縮腹部，手腳分擔力道，臀部經常彎曲運動，不久後便可發現小腳及臀部變得很有彈性、曲線很美，比作塑身還有效，是非常好的腿、腹部運動，完全免費且省電，一舉數得。

## 划船

划船是全身運動，是中青少皆宜的運動，可惜的是

國內可供划船的地區較少，假日不妨到郊外的河流或水庫區好好的划船鍛練全身肌肉。

## 騎馬

騎馬也是很好的消遣活動，它的缺點是貴族化，價格較昂貴，且國內可供騎馬奔馳的地方不夠大。

## 運動器材

運動器材種類繁多，可挑選適合自己財力和空間適合的多種用途器材，放在家中的客廳或小地方，隨時可用，非常簡便。買了器材後便會強迫自己運動，全家大小都參與或比賽，效果會更好，保持每天至少要做半小時的習慣，日月累積下來就可以見到驚人的效果。

## 隨時隨地運動法

只要電視機或收音機在播放音樂或教導減重舞，那麼請趕快隨節目作韻律操或有氧舞蹈。

## 綜和運動

### 1.上下班族隨易運動法

(1)上下班時，走路不採捷徑短路，儘可能繞遠道。

(2)過馬路不要走十字路口，可多走天橋或地下道。

(3)提早出門上班，路過森林公園便進入作簡易運動，

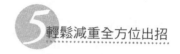

吸收新鮮的空氣，不必一出門馬上便鑽入地鐵或公車中。

(4)上下班走路法——只要環境良好、空氣不差的地方，都值得鼓勵大家走路上下班，公司距離在一千公尺範圍內不妨試試。

(5)上下班騎自行車法——除非交通很亂、空氣很差的城鎮都可採行，切記不要騎摩托車，這是又污染、又吵、又危險的上班法，雖然快速，但是風險性很高。騎自行車可以使小腿用力、壓縮臀部，是局部塑形的良好運動，在郊外環境好的地方可快速奔馳，更是很好的有氧運動。

(6)上洗手間走最遠路法——不管是同樓或別樓盡量繞道遠行。

(7)用餐地點遠距法——中午或晚餐地點盡量遠離上班地點，可限份量、限餐費、限某距離外的地點進食，餐後可慢慢散步走回辦公室，不妨邀請好朋友一起減重，就不會無聊。記住吃飯後便坐著是腹部累積脂肪的最快方法，更是臀部變形的幫兇。

(8)急公好義法——在公司要搬重的或走遠路的差事，不妨盡量幫忙別人，特別是幫助女士。長久下來，大家對您多有好感，同時也消耗掉不少的熱量，無形中在辦公室內不花錢便達到運動的目的，一舉數得。

(9)隨時隨地運動法——每小時可利用短短的兩三分鐘內做做簡易體操，也可坐在椅子上彎曲身體、伸展

四肢、壓縮腹部，或是練練國術中的蹲馬步，也都可以有很好的效果。

## 2.居家簡易運動法

(1)陶潛搬磚運動法──據說，陶潛為了鍛練身體，每天把磚塊從一邊搬到另一邊。同樣的，在家閒時可把重的傢俱搬出來清理，有書櫃則更應該好好把書整理一下，很容易打發時間且可消除多餘肥肉。

(2)天天洗衣法──除了特殊衣服外，沒有必要則不必用洗衣機，天天洗衣服有益健康，是鍛練心臟的好方法，也可以消耗多餘熱量，去除雜念、訓練專心。

(3)上下學走路接送法──若有小孩上下學時，則不妨自己親自走路接送，在校門口除了可以見到很多的家長及小朋友外，偶爾大家聊聊天談談心，交換教育小孩的心得，也是很有趣的。

(4)天天購買新鮮食物法──養成天天出門買新鮮食物的習慣，可以走到最遠的市集去，為自己多製造一些散步運動的機會。

(5)天天拖地法──有空時，不妨天天努力地把全家地板拖乾淨，若心有餘力更可以把地板打臘。這也是打掃環境又可以減肥的好方法。

(6)陪寵物走路消瘦法──寵物是人見人愛的，除了賞心悅目外，更可拉近人與人之間的距離，增加交朋友的機會，因此不管早晚，帶寵物出去溜達，是非常有益身心的活動，唯須注意的是要顧及排洩物的

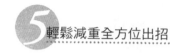

處理。假若體力好的話,可陪它跑跑步,效果更佳。

(7)社區勞動服務法——凡是社區的活動或是公園整理均義不容辭,一馬當先,美化社區人人有責,所以從居家環境整理起,把社區綠化進而升級為社區花園,對社區絕對有好處,更可同時消除多餘的脂肪。

(8)樓頂綠化法——樓頂可以種植花、樹、蔬果,天天提水上下屋頂,對身心均有益處。

### 3.銀髮族或退休族的簡易運動方法

退休後,最重要的事情首推保養身體,身體的健康除了平常要注重均衡的飲食營養外,內心的修養以及身體的保養均需兼顧,此外尚需加上每日適度的運動、活動及轉動,以下是幾種簡易運動敬請參考:

(1)早晨爬山踏青吸氧健身法——台灣山區產業道路縱橫,環境優美,是很好的爬山、散步、交誼的場所。早晨空氣清新,氧氣充足,對身心絕對是有正面的功效,除了寒冬或下雨日外均可外出,惟須注意蛇類昆蟲。

(2)早晨公園運動法——住都市或不方便的人士則可在大公園或學校運動場漫步,也可參加各種社團,例如:太極拳、太極劍社、各種武術社或土風舞社均可。現在的公園早晨常常可見各種社團,不妨多去參加,柔和的運動對身心均有助益。

(3)晚間散步法——晚飯後不要沒事便坐在沙發椅子上

看電視，這是累積脂肪使身體變形的最好方法，可以多到戶外走走散步。

(4)參加公益團體——年紀大的人身體難免有些小疾病，因此不妨積極參與民間公益團體。在電視上看到中南部銀髮族參加造路、造橋活動後，身心反而更健康，糖尿病、憂鬱症、失眠症等等毛病都大有改善，整天在家中所引起的某些疑難雜症反而消除於無形中，對自己、家人、社會均有很大的貢獻。

總之，適度的運動可以減重塑身、消耗脂肪、促進血液循環、可以延遲老化、增強免疫系統功能。使心情愉快、消除壓力、恢復精神，有氧運動可以提升腦部功能，改善肺部功能，對於高血壓或心血管方面疾病的預防均有相當助益。最近又有報導加拿大專家們的研究發現，經常運動可以預防某些癌症，對於大腸癌的防範效果不錯，對於乳癌或前列腺癌的預防也有很好的效果。此外，該報導也表示，運動對於心臟病和糖尿病的預防及治療，均是治療時必要的配套方法。

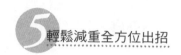

以下是各種可以消耗體內脂肪的運動：

| 運動項目 | 消耗(氧化)脂肪 | 運動項目 | 消耗(氧化)脂肪 |
|---|---|---|---|
| 游泳 | 很有效 | 慢跑 | 很有效 |
| 有氧舞蹈 | 很有效 | 籃球 | 有效 |
| 足球 | 有效 | 羽球 | 有效 |
| 棒球 | 有效 | 熱舞 | 有效 |
| 手球 | 有效 | 健行 | 有效 |
| 快走 | 有效 | 跳繩 | 有效 |
| 網球比賽 | 有效 | 桌球（長時間訓練） | 有效 |
| 高爾夫球 | 普通 | 射箭 | 普通 |
| 棒球 | 普通 | 交際舞 | 普通 |
| 體操 | 普通 | 爬山 | 長期很有效 |
| 划船 | 普通 | 溜冰 | 普通 |
| 壘球 | 普通 | 騎腳踏車 | 普通 |
| 舉重 | 普通 | 散步（長距離） | 普通 |

## 三.改變生活習慣

1. **以車代步法**——上下班、外出時，盡量以走路替帶開車，特別是1公里內的路程。

2. **開車走路混合法**——為了健康又顧及趕時間，不妨有時開車，有時坐公車、捷運，有時則走路，三種方法混合使用以替代完全開車的習慣。

3. **室外替代室內法**——以室外的活動替代室內的麻將、電視、KTV、飯局、開會、聚餐、泡茶、聊天等活動。多到鄉村、郊區、森林、公園、山野、海濱、溪谷、河流附近走走，一定比整天待屋裡可以消耗更多的熱量。

4. **早睡早起法**——早晨空氣清新，氧氣充足。氧氣是興奮神經元的自然良藥，因此早起的人精神特別好，也比較好動。出外運動時，可帶瓶熱綠茶補充運動所消耗的水份，天氣太冷則可暫停。充分的氧氣、日光，再補充適當的食物，這是長壽健康的不二法門。

5. **前後站上下車法**——改變定點上下車的習慣，上下公車不妨多坐或少坐一站，可以依照環境或人潮多寡而改變，不必強求，但一定要多走一點路，對身心有正面效果，不必下車馬上急著回家。

6. **少坐電梯減重法**——除非是高樓，否則先不考慮坐電梯。六樓以下可以走路，除非身體不適。爬樓梯可以鍛練腳部肌肉，增強心臟功能。爬樓梯時，可以手扶欄杆，一步二階甚至三階，如此可以壓縮腹部，繃緊

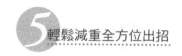
臀部肌肉，是一種簡易有效的塑身運動，特別是臀部和腹部。我每天一到辦公室後，就利用空檔時間爬樓梯，現已經成為一種習慣生活。需提醒的是，下樓梯時膝蓋關節承受的力量很大，要小心，可以慢慢走或乘坐電梯。在高樓上班的人，則可採混合制——坐一半、走一半，或自己調整。既可節省能源、又可塑身減重，一舉數得。

7.**下班走路回家法**——早晨上班要趕時間，保持體力，所以不要強求走路或騎車上班。但是黃昏的下班時刻，不需受到時間的拘束，因此只要天氣可以的話，鼓勵大家多走些路才回家，可以消除部分因坐太久而產生的酸痛。都市中空氣不好，不妨先坐車到郊區下車，然後才步行回家，無形中也可省一段票的錢，一年累積下來也是一筆小錢。

8.**養成磅秤身體的習慣法**——早晨起床後，養成磅秤的習慣，可以警惕自己，體重稍微增加，立即自我要求。警覺性便是一種很好的無形減重方法。

9.**向各種聚餐、宴會、應酬說NO**——除了非常重要的宴會外，盡可能謝絕所有飯局。當然也可以禮到人不到，或打個電話祝福，勇於改變風俗習慣是智者，如此不僅對身體好，節省金錢，更可帶動改變不良的社會陋俗。

10.**上街不帶錢法**——上街最好不要帶錢，沒有錢就不會想買東西，肚子餓也不致於亂買東西吃；若想買東西只好乖乖回家拿錢，無形中消耗掉熱量，又可以

143

避免買些沒有必要的垃圾物品。

11.**購買低甜度食品法**——一般人買水果時，喜歡挑選甜度較高的水果，但是生活水準提高後，這種挑選方法反而是殘害身體的幫兇，像西瓜、檸檬、楊桃、桃類、梨類等各種水果含水份很多，購買時可以請商家幫忙挑選甜度較低，或是適中甜度者，無形中可以減少糖份的吸收。同樣的，甜點類也是如此，可以採低甜度或使用替代品如代糖製作的甜點，來替代傳統精緻的甜點。

12.**粗食替代精品法**（粗優於細原則）——高纖食品的攝取對身體非常有益，少加工的食品，其維生素、礦物質的保留遠勝於過度加工的食品，例如胚芽米的營養價值優於白米，全麥麵包或饅頭優於白麵包、白饅頭，新鮮的食物優於罐頭貨或處理過的食品。

# 6

## 設計一份屬於自己的
## 減重食譜

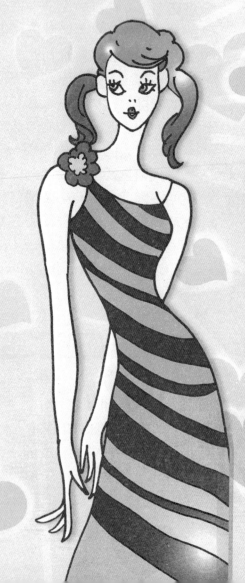

在減重的諸多方法中，控制熱量和食量是其中很關鍵的部分，因此，食譜的規劃便是非常重要的。

我在前面曾說過，減重不妨採取「大同原則」——就是以大同小異的方法來安排食譜，而不必像教科書那麼嚴謹，斤斤計較、卡卡細算，每餐、每天甚至每星期的熱量均要考量；體胖已經很令人心煩，天天還要計較攝食的熱量和無聊食物的安排，更是徒增自己的煩惱。簡單地講，「大同原則」便是所有減重的方法，包括食譜的安排、食物的攝取量、每日總熱量之計算等等，專家們的評估或所提出的方法或意見大致是相同的，我們可採行「大同小異」原則——即大原則相同，小細節略微出入則無妨。只要能夠達到目標，方法是可以採多元化的。因此，沒有必要嚴格認真地計算所攝取的食物，在沒有壓力下的減重便不容易彈性疲乏，那麼整個計畫便能長久且有恆的執行。

以下我們將針對食譜的安排與製作，做一些全面的考量和討論：

## 一.飲食單位的粗略原則及簡易代換表

### 手掌單位原則

「手掌原則」或稱為「土司原則」，是非常好的丈量參考單位。一般男人（160～170公分）的手掌長度約18±1公分，寬度約10±1公分（包括大姆指），手指全張開約20

±2公分，手指厚度約1.5公分。女性則較小，取其手掌部分，就是一個長方形，如同一片土司，我們可以利用此作為1份主食的單位，含熱量約70大卡。

1份主食＝1片土司＝1個小餐包
　　　　＝1/2碗稀飯＝1/2碗麵條＝1/2碗米粉
　　　　＝1/4碗乾飯＝1/4個蕃薯（芋頭、馬鈴薯）
　　　　＝1/4個台灣饅頭
　　　　＝2張春捲皮＝2大片蘇打餅
　　　　＝4張餃子皮＝7張餛飩皮＝10粒小湯圓

這種單位原則適用於吃土司麵包類或魚、豬排肉，當然可以擴充而通用於麵食、五穀根莖類食物。

通常的紅鮭、旗魚、鱈魚魚排一片（手掌大小）約為270～300公克（半斤），大概是6～8份量蛋白質類食物。1條中型烤鰻約重200公克（去頭，約28～30公分）約是7份蛋白質類食物。

在減重食譜採1200～1800大卡，每日總熱量中所安排的5～6份蛋白質類食物，其重量熟瘦肉約為150～180公克，差不多是12cm×12cm×1.2cm（約手掌大）。每天的總量以一中片為上限，大片則以3/4片為參考，減重時每片大小尺寸寧小勿大。

## 半手掌單位原則

　　手掌之半，上下半或前後半掌皆可的方法。吃肉排，例如牛排、豬排、羊排、蝦排、魚排，或火腿等高營養價值的蛋白質食物皆可用，午／晚餐次不超過半手掌大小（約3～4份）為限，作為控制每餐蛋白質類食物之參考。

## 拳頭單位原則（又稱為饅頭單位）

　　約為4份主食量，含熱量約為70大卡×4份＝280大卡。

　　一個中等身材男人的緊合攏拳頭約等於一個台灣饅頭，約等於4份主食量，是很好的度量衡參考單位。

一個饅頭（4份主食）＝1碗飯
　＝1碗蕃薯（芋頭、馬鈴薯、紅豆、綠豆）
　＝2碗稀飯＝2碗麵條＝2碗米（冬粉）
　＝4片土司＝4個小餐包＝4斤芋頭糕
　＝8大片蘇打餅＝28張餛飩皮＝40粒小湯圓

　　在減重食譜採1200／1400／1600／1800大卡時，每日所安排的主食總份量大致為8份／9份／11份／13份，也即是不要超過乾飯2～3碗。

## 半拳頭單位原則

約為2份主食量,半個饅頭。

可適用於甜點、糕類甜點,或魚肉、海鮮、肉泥等高蛋白質含量食物,每餐以不超過半拳頭為參考,可自行調整,當然愈小愈好。

## 雞蛋單位原則

小雞蛋重約50公克,現市面上的重約為50～70公克,含熱量約55～75大卡。一個雞蛋可作為1份肉類的單位。

1個雞蛋(1份蛋白質類食物)
　＝1兩生瘦肉(37.5公克,熟肉約為30公克)
　＝1兩魚肉(雞、豬、牛肉均可適用)
　＝一塊豆腐
　＝1兩蝦肉(烏賊、小管、墨魚、蝦、蟹類皆適用)
　＝約2～3片生魚片≒約2～3片豬舌頭
　＝2湯匙肉鬆＝3塊五香豆乾
　＝10尾蝦仁(長6公分,約為小姆指長度)
　＝1杯240CC低脂豆漿

註:

(1)生肉重量的80%約等於熟肉的重量,例如一兩生肉重37.5公克,
　 80%便是30公克。

(2)1份的熟肉重30公克（粗略估計約為3根小姆指併排或食指加中指的大小）

(3)在減重食譜採1200～1800大卡時，每日安排的5～6份蛋白質類食物，其重量熟肉約為150～180公克，差不多是正方形肉排一片。

12cm×12cm×1.2cm（約手掌大小）≒173cm$^3$

減重時，每片大小寧小勿大。

(4)1兩生魚肉約等於1/8片（手掌大小）的魚排（鮭、旗、鱈魚等均可適用）。

# 土芒果單位原則

一個土芒果大小、重量作為1份水果，含熱量約60大卡，是很簡單來作為評量水果的方法。

一個土芒果（1份水果）＝1個桔子（柳子）＝1個蘋果
　＝1個桃子（或水蜜桃）＝1個楊桃
　＝1個加州梨＝1個奇異果
　＝1個紅柿＝1個梨子（小）
　＝1個土芭樂＝1/2個泰國芭樂
　＝1片西瓜（4斤/1個切成8片）＝1/2個葡萄柚
　＝1/2把香蕉（連皮約半斤）＝1/6個木瓜（中）
　＝3個蓮霧＝5粒荔枝
　＝6粒枇杷＝9個櫻桃（草莓）
　＝13粒葡萄

## 小白球單位原則（魚丸單位）

約為（熟）肉食類1份30公克。

有人稱此為「乒乓球原則」或「貢丸單位」，魚丸、肉泥、蝦泥、獅子頭、冰淇淋、起司、甜點、牡蠣、干貝、海鮮等含高營養成份的食物，以二顆、三顆為限。

## 紙盒單位原則──鮮奶單位

鮮奶的熱量因所含脂肪量而異，約在80～150大卡中

1盒鮮奶（240CC）（1份全脂奶類含熱量150大卡）
＝4平湯匙（約35公克）全脂奶粉
＝1/2杯（約120CC）蒸發奶
1杯脫脂奶（240CC）（含熱量80大卡）
＝3平湯匙（約25公克）脫脂奶粉

## 茶匙單位原則（油脂單位）

1份油脂約5公克，含熱量約45大卡。

1份油脂＝1茶匙沙拉油（花生油、麻油、玉米油）
＝1茶匙奶油（牛油、豬油、瑪琪琳）
＝2茶匙沙拉醬（法義式）
＝1片培根＝1湯匙鮮奶油＝1湯匙瓜子（南瓜子）

怎樣<i>瘦身</i>最健康

＝2湯匙芝麻＝2粒核桃仁
＝5粒腰果（杏仁）＝16粒開心果

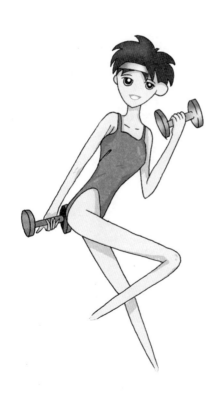

# 二.重量、容量、熱量換算表

（參考行政院衛生署出版的中華民國飲食手冊）

## 1.重量

1公斤＝1000公克＝1.6台斤＝22磅

1台斤＝0.6公斤＝6.00公克＝16兩

1磅＝16盎司＝454公克＝0.45公斤

1市斤＝500公克

1兩＝37.5公克（0.6公斤/16）

1盎司＝28.375公克≒約30公克

## 2.容積

一杯＝240CC＝16湯匙

1湯匙＝1／16杯＝240CC／16＝15CC

1湯匙＝3茶匙(15CC)

1茶匙＝5CC

## 3.每克營養素之產熱值

1.每1公克的醣類可產生有效的熱能為4.1大卡×98%→
  4.02大卡

2.每1公克的脂肪可產生有效的熱能為9.3大卡×95%→
  8.84大卡

3.每1公克的蛋白質可產生有效的熱能為4.35大卡×92%
  →4.00大卡

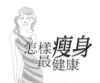

## 三.低熱量食物的選擇

　　減肥時，控制熱量的攝取與食物的選擇是有絕對的直接關係，同樣是一百克的食物，其熱值含量及營養素的多寡是完全不一樣的，因此在安排食譜時，必須對於各種食物的熱值與營養素，至少要有某些應有的正確概念，當然知道得愈精確，對減重是有正面的幫助。以下表列出主要食物的營養素份量，可食量及熱量，作為安排每日攝取總熱量的參考。

### 1.每份食物所含的熱量（大卡）及三種營養素之含量（g/公克）表（參考行政院衛生署出版的中華民國飲食手冊）

### 六大類食物

| 品　　名 | | 熱　量 | 蛋白質 | 脂肪 | 醣　類 | 份　量 | 容積／重量 | 說　　明 |
|---|---|---|---|---|---|---|---|---|
| （一）蔬菜類 | | 25大卡 | 1g | 0 | 5g | | | |
| （二）水果類 | | 60大卡 | 微量 | 0 | 15g | 1個 | | 1個土芒果、土芭樂、柳丁、蘋果 |
| （三）主食類（五穀根莖類） | | 70大卡 | 2g | 微量 | 15g | 1片／個 | | 1片土司、1個小餐包（1／4碗飯） |
| 蛋白質類 | （四）肉、魚類（低脂） | 55大卡 | 7g | 3 | 微量 | | | 1兩（37.5公克）瘦肉 |
| | （五）蛋、豆類（中脂） | 75大卡 | 7g | 5 | 微量 | 1個/塊 | | 1個蛋或十塊豆腐 |
| | （高脂） | 120大卡 | 7g | 10 | 微量 | | | |
| | 奶類（脫脂） | 80大卡 | 8g | 微量 | 12g | 1杯 | 240cc | 脫（低）脂奶 |
| | | | | | | 3湯匙 | 25g | 脫（低）脂奶粉 |
| | （低脂） | 120大卡 | 8g | 4 | 12g | 1杯 | 240cc | 低脂奶 |
| | | | | | | 3湯匙 | 25g | 低脂奶粉 |
| | （全脂） | 150大卡 | 8g | 8 | 12g | 1杯 | 240cc | 全脂奶 |
| | | | | | | 4湯匙 | 35g | 全脂奶粉 |
| | | | | | | 1/2杯 | 120cc | 蒸發粉 |
| （六）油脂類 | | 45大卡 | 0g | 5 | 0g | | | |

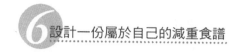

## 2.每份主食類（五穀根莖類）的份量及可食量表

### 每份含熱量70大卡/醣類15公克/蛋白質2公克/無脂肪

| 部分食物品稱 | 份　量 | 可食量（公克） | 熱　　量 | 說明（不含脂肪） |
|---|---|---|---|---|
| 吐司麵包 | 1片 | 25公克 | 70卡 | 參考標準 |
| 餐包（小） | 1個 | 25公克 | 70卡 | 參考標準 |
| 蘿蔔糕 | 1塊 | 70公克 | 70卡 | 參考標準 |
| 稀飯 | 1／2碗 | 125公克 | 70卡 | 可吃很多（1碗稀飯等於2份主食） |
| 麵包（漢堡用） | 1／2個 | 25公克 | 70卡 | |
| 麵條（熟） | 1／2碗 | 60公克 | 70卡 | |
| 米苔目（濕） | | 80公克 | 70卡 | |
| 油麵 | 1／2碗 | 45公克 | 70卡 | |
| 馬鈴薯(3個/片) | 1／2個 | 90公克 | 70卡 | |
| 蕃薯（4個/斤） | 1／2個 | 60公克 | 70卡 | |
| 油條 | 1／2根 | 35公克 | 70卡 | ＋1／2茶匙油 |
| 甜不辣 | | 35公克 | 70卡 | ＋1／2茶匙油 |
| 燒餅 | 1／2個 | 30公克 | 70卡 | ＋1／2茶匙油 |
| 菠蘿麵包（小） | 1／3個 | 20公克 | 70卡 | 麵包類油脂含量較高 |
| 奶酥麵包（小） | 1／3個 | 20公克 | 70卡 | 麵包類油脂含量較高 |
| 通心粉（乾） | 1／3杯 | 30公克 | 70卡 | |
| 速食米粉 | 1／3包 | 20公克 | 70卡 | 不用調味包 |
| 玉米（中、生） | 1／3根 | 50公克 | 70卡 | 玉米粒（生）1/2杯 |
| 速食麵 | 1／4包 | 20公克 | 70卡 | 不用調味油包＋1/2茶匙油 |
| 拉麵 | 1／4碗 | 25公克 | 70卡 | 拉麵1碗等於4份主食 |
| 鍋燒麵 | | 60公克 | 70卡 | |
| 麵條（濕） | | 30公克 | 70卡 | |
| 麵條（乾） | | 20公克 | 70卡 | |
| 饅頭 | 1／4個 | 30公克 | 70卡 | |
| 乾飯 | 1／4碗 | 50公克 | 70卡 | |
| 乾豆類 | 熟1／4杯 | 20公克 | 70卡 | 紅豆.綠豆.碗豆.蠶豆.刀豆均屬 |
| 花豆 | | 40公克 | 70卡 | 之。豆類蛋白質含量較其他 |
| 碗豆仁（生） | | 85公克 | 70卡 | 主食為高，腎臟病人需控制 |

| 部分常食物品稱 | 份　量 | 可食量（公克） | 熱　量 | 說明（不含脂肪） |
|---|---|---|---|---|
| 豆簽 | 1／2包 | 25公克 | 70卡 | ＋1茶匙油 |
| 芋頭（中） | 1／5個 | 60公克 | 70卡 | 1/2個小蕃茄60克，山藥70克，芋粿30克 |
| 米 | 1／10杯 | 20公克 | 70卡 | 1/4碗乾飯，1/2碗稀飯（需1/5杯米） |
| 米粉（乾） | | 20公克 | 70卡 | |
| 米粉（濕） | | 35公克 | 70卡 | |
| 冬粉（乾） | | 20公克 | 70卡 | 冬粉.粉圓.太白粉等蛋白質含量，較其他主食類低，飲食限蛋白質病患可多利用。 |
| 大麥.小麥.燕麥等 | 1／10杯 | 20公克 | 70卡 | |
| 麥片（西谷米） | 2湯匙 | 20公克 | 70卡 | |
| 麥精片（麥粉） | 3湯匙 | 20公克 | 70卡 | |
| 麵粉（太白粉） | 3湯匙 | 20公克 | 70卡 | 中筋 |
| 薏仁 | 1湯匙 | 20公克 | 70卡 | |
| 南瓜 | | 120公克 | 70卡 | |
| 蓮藕 | | 120公克 | 70卡 | |
| 蘇打餅乾 | 2～3片 | 20公克 | 70卡 | |
| 春捲皮 | 2張 | 30公克 | 70卡 | |
| 餛飩皮（大） | 3張 | 30公克 | 70卡 | 小的7張 |
| 餃子皮 | 4張 | 30公克 | 70卡 | |
| 栗子（乾、大） | 6粒 | 20公克 | 70卡 | |
| 荸薺 | 10個 | 100公克 | 70卡 | 小湯圓無餡10粒 |
| 菱角 | 12個 | 80公克 | 70卡 | 數量頗多 |
| 蓮子（乾） | 32粒 | 20公克 | 70卡 | 數量多(黃帝豆16粒.60克) |

## 3.每份蛋白質類的可食部分生重及熟重（公克）

### (1)低脂食品類（可定量食用）

### 每份含蛋白質7公克，脂肪3公克以下，熱量約55大卡

| 項　目 | 部分常用食品 | 可食生重(公克) | 可食熟重(公克) | 說　明 |
|---|---|---|---|---|
| 海鮮<br>水產類<br>（魚類） | 海參 | 100 | 90 | |
| | 牡蠣（蚵仔） | 65 | 35 | |
| | 蛤蜊 | 60 | 35 | |
| | 干貝（鮮） | 60 | | 代表較普遍食品 |
| | 脆魚丸（不包肉） | 60 | | +12公克醣類 |
| | 章魚 | 55 | 30 | |
| | 烏賊、小管、花枝 | 40 | 30 | 魚皮也是 |
| | 一般魚類 | 35 | 30 | 鮭魚（生）一片約<br>（270～300公克）<br>1份約1／8片 |
| | 草蝦 | 30 | | 代表較普遍食品 |
| | 小蝦米、牡蠣、干貝 | 20 | | |
| | 干貝乾、魚翅（乾） | 10 | | |
| | 蝦米、小魚乾 | 10 | | |
| 家禽<br>家禽類<br>內臟<br>蛋（肉、蛋類） | 豬血 | 220 | | |
| | 雞、蛋白 | 70 | | |
| | 豬腎 | 60 | | 內臟含膽固醇較高 |
| | 火腿 | 45 | | +5公克醣類 |
| | 雞心、雞肫、豬肝<br>（心、腰） | 40 | 35 | 內臟含膽固醇較高 |
| | 雞腿 | 35 | | |
| | 豬大里肌、前後腿<br>瘦肉、大排、牛腩、<br>牛腱 | 35 | 30 | |
| | 豬肚、牛心（腰）、<br>牛排 | 25 | 25 | |
| | 雞肝 | 25 | | |
| | 豬肉乾 | 25 | | +10公克醣類 |
| | 牛肉乾 | 20 | | +10公克醣類 |
| 豆類及其製品 | 豆漿（清） | 240 | | |
| | 臭豆腐 | 60 | | |
| | 毛豆 | 60 | | +10公克醣類 |
| | 烤麩（小） | 40 | | |
| | 麵丸 | 40 | | |
| | 麵腸（半條） | 40 | | |
| | 豆腐乳 | 30 | | |
| | 豆包（濕） | 25 | | |
| | 黃豆、黑豆 | 20 | | +5公克醣類 |
| | 豆皮 | 15 | | |

## (2)中脂食品類

（脂肪比低脂食品含量多出2公克約1.7倍，含熱量多20大卡）

### 每份含蛋白質7公克，脂肪5公克，熱量75大卡

| 項　　目 | 部分常用食品 | 可食生重(公克) | 可食熟重(公克) | 說　　明 |
|---|---|---|---|---|
| 海鮮<br>水產類<br>（魚類） | 旗魚丸、魚丸(包肉)<br>虱目魚丸、花枝丸<br>虱目魚、烏魚、肉鯽<br>鹹鰱魚<br>魚肉鬆 | 60<br>50<br>35<br>35<br>25 | 30 | +7公克醣類<br>+7公克醣類<br><br><br>+10公克醣類 |
| 家禽類<br>內臟<br>蛋（肉、蛋類） | 豬腦<br>豬小腸<br>豬肚<br>豬舌<br>豬大小排、羊肉、<br>牛肉、豬腳<br>雞翅、雞排<br>鴨賞<br>豬肉鬆 | 60<br>55<br>50<br>40<br>35<br><br>35<br>20<br>20 | 30 | 內臟含膽固醇較高<br><br><br>代表普遍食品<br><br><br><br><br>+5公克醣類 |
| 豆類及其製品 | 豆腐(4方塊)<br>黃豆乾(3/4片)<br>素雞(1條)<br>五香豆乾(3塊)<br>豆豉<br>油豆腐<br>百頁結、乾絲、百頁<br>豆枝 | 110<br>70<br>50<br>45<br>35<br>35<br>25<br>20 | | +2.5公克油脂 |

## (3)高脂食品類

（限制食用，其脂肪含量中脂食品之2倍，低脂食品之3.3倍）

### 每份含蛋白質7公克，脂肪10公克，熱量120大卡

| 項　　目 | 部分常用食品 | 可食生重(公克) | 可食熟重(公克) | 說　　明 |
|---|---|---|---|---|
| 水產類<br>（魚類） | 鱈魚<br>秋刀魚 | 50<br>35 | | 比一般魚脂肪多 |
| 家畜類<br>內臟<br>（肉類） | 雞心<br>豬後腿肉、牛條肉、<br>牛尾<br>臘肉<br>豬肉絲 | 50<br>35<br><br>25<br>20 | | 內臟含膽固醇較高<br><br><br><br>+5公克醣類 |
| 豆製品 | 油豆腐<br>麵筋泡 | 35<br>20 | | |

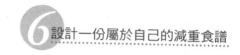

(4)高脂食品類（避免使用）

每份含蛋白質7公克，脂肪高於10公克，熱量大於135大卡

| 項　　目 | 部分常用食品 | 可食生重(公克) | 可食熟重(公克) | 說　　明 |
|---|---|---|---|---|
| 家畜類<br>內臟<br>（肉類） | 豬大腸<br>梅花肉、豬前腿肉、<br>五花肉、三層肉<br>豬碎膀 | 100<br><br>45<br>40 | 50 | |
| 加工製品 | 熱狗<br>香腸、蒜味香腸 | 50<br>40 | | |
| 豆製品 | 麵筋泡 | 20 | | |

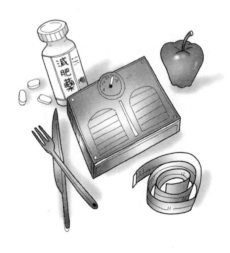

## 4.低熱量蔬菜類（鼓勵多吃）

每份100公克（可食部分）含熱量25大卡，蛋白質1公克，醣類5公克

|  | 冬瓜、絲瓜(角瓜)、胡蘆瓜、苦瓜、絲瓜(長)、佛手瓜、胡瓜、大黃瓜、小黃瓜、蔭瓜、瓠瓜、南（金）瓜<br>竹筍、桂竹筍、綠竹筍、茭白筍、蘆筍、石筍<br>大白菜、小白菜、捲心白菜、黃金白菜、高麗菜、芥蘭菜<br>芥菜（心）、捲心芥菜、空心菜、甘藍菜、花菜、茄茉菜、青江菜、芹菜、西洋菜、韭菜、韭黃、韭菜花、萵仔菜心、萵仔菜、捲心萵菜、冬莧菜、綠莧菜、白莧菜、紅莧菜、蘆筍花、髮菜、青蔥、洋蔥<br>鮮雪裡紅、綠豆芽、木耳（濕）、玉蜀黍、白蘿蔔、青蘿蔔、青椒、茄子、蕃茄（大小） |
| 含鉀量≧300毫克 | 大頭菜、萵苣、冬筍、京水菜、胡蘿蔔、油菜、茼萵菜、鮑魚菇 |
| 含鉀量高外，蛋白質也較高 | 菠菜、草菇、孟宗筍、紅莧菜、龍鬚菜、美國菜花、碗豆苗、黃豆芽 |
| 蛋白質含量較高 | 磨菇、金絲菇、洋菇、香菇（濕）<br>四季豆、紅菜豆、菜豆、肉豆、碗豆、碗豆莢、碗豆嬰、扁豆、紅豆、黃帝豆<br>高麗菜心、冬莧菜、肩菜、黃秋葵、九層塔、水甕菜、小麥草、蘆筍花、玉米筍、蕃薯菜 |

註：醃製之蔬菜類含鈉量高，應少食用

## 5.油脂類（須限量）

| 項　　目 | 部分食物名稱 | 可食份量<br>(公克) | 購買重量<br>(公克) | 可食部分 |
|---|---|---|---|---|
| 植物油(種子) | 大豆油.玉米油.花生油.<br>葵花子油.紅花子油 | 1茶匙 | 5 | 5 |
| | 麻油 | 1茶匙 | 5 | 5 |
| | 椰子油 | 1茶匙 | 5 | 5 |
| 動物油 | 豬油、牛油 | 1茶匙 | 5 | 5 |
| | 瑪琪琳 | 1 | 5 | 5 |
| | 蛋黃醬 | 1 | 5 | 5 |
| | 沙拉醬（法義式） | 2 | 10 | 10 |
| | 奶油乳酪 | 2 | 12 | 12 |
| | 鮮奶油 | 1湯匙(3茶匙) | 15 | 15 |
| | 培根(25×3.5×0.1cm) | 1片 | 10 | 10 |
| 堅果<br>種子類 | 核桃仁 | 2粒 | 7 | 7 |
| | 杏仁果 | 5粒 | 7 | 7 |
| | 腰果 | 5粒 | 8 | 8 |
| | 各式花生 | 10粒 | 8 | 8 |
| | 開心果 | 10粒 | 14 | 7 |
| | 花生醬 | 1茶匙 | 8 | 8 |
| | 黑(白)芝麻 | 2茶匙 | 8 | 8 |
| | 花生粉 | 1湯匙(3茶匙) | 8 | 8 |
| | 瓜子(約50粒) | 1湯匙(3茶匙) | 20 | 7 |
| | 南瓜子(約30粒) | 1湯匙(3茶匙) | 12 | 8 |
| | 酪梨 | 4粒 | 70 | 70 |

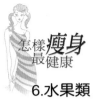

## 6.水果類

（每份含熱量略低於主食類，但略高於低脂蛋白質類食品）

## 每份含熱量60大卡，醣類15公克，微量蛋白質

| 項　目 | 部份水果名稱 | 份量(個) | 購買量(公克) | 可食量(公克) | 說　明 |
|---|---|---|---|---|---|
| 參考標準 | (1)楊桃(3個/斤) | 1 | 190 | 180 | 可食量頗大 |
| | (2)椪柑(3個/斤) | 1 | 180 | 150 | |
| | (3)柳丁(4個/斤) | 1 | 170 | 130 | 大 |
| | (4)桶柑(4個/斤) | 1 | 150 | 115 | |
| | (5)土芒果(4個/斤) | 1 | 150 | 90 | 台灣土芒果(150～180公克) |
| | (6)土芭樂(4個/斤) | 1 | 150 | 90 | 台灣土芭樂(4～5個/斤) |
| | (7)水蜜桃(4個/斤) | 1 | 145 | 135 | 小號＝桃子一個 |
| | (8)24世紀冬梨(4個/斤) | 1 | 155 | 130 | 小號 |
| | (9)加洲李(5個/斤) | 1 | 130 | 120 | 4～5個/斤 |
| | (10)奇異果(5個/斤) | 1 | 125 | 110 | |
| | (11)蘋果(5個/斤) | 1 | 125 | 110 | 小 |
| | (12)紅柿(8個/斤) | 1 | 75 | 70 | 須限量 |
| | (13)紅西瓜(20斤/個) | 1片 | 300 | 180 | 1/4個切8片 |
| 柑桔類 | (14)椪柑(3個/斤) | 1個 | 180 | 150 | |
| | (15)柳丁(4個/斤) | 1 | 170 | 130 | |
| | (16)桶柑(4個/斤) | 1 | 150 | 115 | |
| | (17)檸檬(4個/斤) | 2 | 280 | 190 | |
| | (18)金棗(30個/斤) | 6 | 120 | 120 | 油柑 |
| | (19)葡萄柚(1.5個/斤) | 1/2 | 170 | 140 | |
| | (20)白文旦(1.2個/斤) | 1/3個或3片 | 190 | 115 | 約0.8個/斤、10×13公分 |
| | (21)白柚(2斤/個) | 4片 | 270 | 150 | 0.5個/斤 |
| | (22)白柚(4斤/個) | 1/10 | 270 | 150 | 0.25個/斤，18.5×14.4 |
| | (23)紅柚(2斤/個) | 1/5個或5片 | 280 | 160 | |
| 瓜類 | (24)紅西瓜(20斤/個) | 1片 | 300 | 180 | 1/4個，切8片 |
| | (25)黃西瓜(4斤/個) | 1/8個 | 335 | 210 | |
| | (26)哈蜜瓜(1.5斤/個) | 1/2 | 455 | 330 | 鉀含量≧300公克 |
| | (27)哈蜜瓜(1.8斤/個) | 2/5 | 455 | 330 | 可食量頗大 |

| 項 目 | 部份水果名稱 | 份量(個) | 購買量(公克) | 可食量(公克) | 說　　明 |
|---|---|---|---|---|---|
| | (28)太陽瓜 | | 240 | 215 | 可食量頗大 |
| | (29)梨仔瓜(1.25個/斤) | 1/2 | 255 | 165 | 美濃，6.5×7.5 |
| | (30)香瓜(1個/斤) | 1/2 | 185 | 130 | |
| | (31)木瓜(1個/斤) | 1/6 | 275 | 200 | |
| | (32)鳳梨(4.5斤/個) | 1/10 | 205 | 125 | |
| 桃子類 | (33)水蜜桃(4個/斤) | 1 | 145 | 135 | 小 |
| | (34)桃子 | | 250 | 220 | 可食量頗大 |
| | (35)仙桃 | | 75 | 50 | 須限量 |
| 李子類 | (36)加洲李(5個/斤) | 1 | 130 | 120 | |
| | (37)李子(14個/斤) | 4 | 155 | 145 | |
| 梨子類 | (38)24世紀冬梨(4個/斤) | 1 | 155 | 130 | 小號 |
| | (39)24世紀冬梨(2個/斤) | 1/2 | 155 | 130 | 中號 |
| | (40)橫山新興梨(2個/斤) | 1/2 | 140 | 120 | 中號 |
| | (41)鴨梨(1.25個/斤) | 1/4 | 135 | 95 | |
| 芭樂類 | (42)土芭樂(4個/斤) | 1 | 150 | 90 | |
| | (43)泰國芭樂(1.5個/斤) | 1/2 | 180 | 140 | |
| | (44)石榴(2個/斤) | 1/2 | 150 | 90 | |
| | (45)石榴(1.5個/斤) | 1/3 | 150 | 90 | |
| 芒果類 | (46)土芒果(4個/斤) | 1 | 150 | 100 | 150～180公克.9cm×5(6) |
| | (47)芒果(中1個/斤) | 1/4 | 150 | 100 | 紅黃色(愛文)小的2個/斤 |
| 柿類 | (48)紅柿(8個/斤) | 1 | 75 | 70 | 小，須限量 |
| | (49)紅柿(6個/斤) | 3/4 | 75 | 70 | 中，須限量 |
| | (50)浸(硬)柿(3個/斤) | 1/2 | 100 | 90 | |
| | (51)浸(硬)柿(4個/斤) | 2/5 | 15 | 90 | |
| | (52)柿乾(10～11個/斤) | 1/2 | 35 | 30 | 須嚴格限量 |
| | (53)奇異果(5個/斤) | 1 | 125 | 110 | 同蘋果(5個/斤) |
| | (54)釋迦(2.5個/斤) | 1/2 | 130 | 60 | 須限量 |
| 棗類 | (55)綠(青)棗(11個/斤) | 3 | 145 | | |
| | (56)黑棗 | 4 | 20 | 20 | 須限量 |
| | (57)紅棗 | 9 | 25 | 20 | 須限量 |
| 小型水果 | (58)蓮霧(7～8個/斤) | 3 | 235 | 225 | 可食量頗大 |

| 項　目 | 部份水果名稱 | 份量(個) | 購買量(公克) | 可食量(公克) | 說　　明 |
|---|---|---|---|---|---|
| | (59)枇杷 | 6 | 190 | 125 | |
| | (60)草莓(32個/斤) | 9 | 170 | 160 | 鉀含量≧300毫克 |
| | (61)龍眼 | | 130 | 80 | 須限量 |
| | (62)龍眼乾 | | 90 | 30 | 須嚴格限量 |
| | (63)荔枝(27個/斤) | 5 | 110 | 90 | |
| | (64)葡萄 | 13 | 125 | 100 | |
| | (65)紅毛丹 | | 145 | 75 | 須限量 |
| | (66)櫻桃 | 9 | 85 | 80 | |
| | (67)山竹(7個/斤) | 5 | 440 | 90 | |
| 大型水果 | (68)椰子 | | 475 | 75 | 須限量 |
| | (69)(參考)鳳梨(4.5斤/個) | 1/10 | 205 | 125 | 大小約相同 |
| | (70)木瓜(個/斤) | 1/6 | 275 | 200 | 可食量頗大 |
| | (71)香蕉(4根/斤) | 1/2 | 75 | 55 | 小 |
| | (72)榴槤 | | | 35 | 須嚴格限量 |
| | (73)鳳眼果 | | 60 | 35 | 須嚴格限量 |
| | (74)人心果 | | 85 | 55 | 小 |

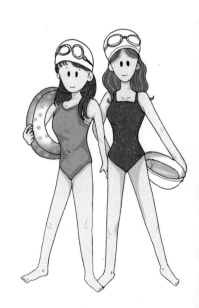

## 四.飲食的計畫

### 每日攝取熱量的限制

我在前面第三篇中曾提及正常人（男人60公斤，女生55公斤），基礎代謝率的粗略估計值為（需扣除睡眠8小時）。

男人（1卡/公斤小時×60公斤×24小時）－1440卡×
　　　8/24×10％＝1440卡－48卡＝1392卡
女人（0.9卡/公斤小時×55公斤×24小時）－1188卡×
　　　8/24×10％＝1188卡－40卡＝1148卡

註：美國年輕女性可以體重（公斤）×2.206（磅）×11（或12）

國人一般女性可以體重（公斤）×3.206（磅）×10快速求出BMR。

由50公斤至75公斤間，男女一人要維持基礎代謝所需的熱量，平均值是1200卡至1700卡中間，攝食的特殊動力效應量有限（約180～200卡），並非重要因素，運動量的大小對我們每天所需的總熱量則是具決定性的因素。因此，一般人若沒有額外的運動，則在執行減重或減肥時不妨以1200～1800大卡，作為每日攝取熱量之參考標準。

假若有運動的話，則請參考第三章最後所列的每日營養素建議攝取量新表中的每天熱能需要量。

怎樣*瘦身*
最健康

## 每日攝取的總熱量與食物份量的分配

　　下表是台大醫院健康教室減肥班的學員講義，稍加整理後可作為減重者很好的參考資料。

　　此表並可作為每天計算攝取總熱量以及食物安排的很好參加資料及指南。

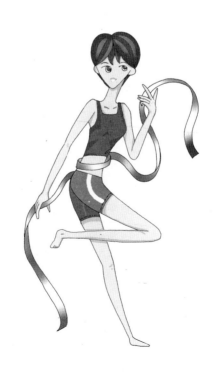

| 熱量(大卡) | 1200 三餐(份量) | 1350 三餐(份量) | 1500 三餐(份量) | 1650 三餐(份量) | 1800 三餐(份量) |
|---|---|---|---|---|---|
| 脫脂奶<br>每份80卡 | 1份 早1 午× 晚× | 1 早1 午× 晚× | 1 早1 午× 晚× | 1 早1 午× 晚× | 1 早1 午× 晚× |
| 蔬菜<br>每份25卡 | 3份 早1 午1 晚1 | 3 早1 午1 晚1 | 3 早1 午1 晚1 | 3 早1 午1 晚1 | 3 早1 午1 晚1 |
| 水果<br>每份60卡 | 2份 早× 午1 晚1 | 2 早× 午1 晚1 | 2 早× 午1 晚1 | 2 早× 午1 晚1 | 2 早× 午1 晚1 |
| 主食類<br>每份70卡 | 8份 早2 午3 晚3 | 9 早3 午3 晚3 | 11 早3 午4 晚4 | 12 早4 午4 晚4 | 14 早4 午5 晚5 |
| 魚肉(低脂)<br>每份55卡<br>蛋豆(中脂)<br>每份75卡 | 5份 早1 午2 晚2 | 5 早1 午2 晚2 | 5 早1 午2 晚2 | 6 早2 午2 晚2 | 6 早2 午2 晚2 |
| 高脂<br>每份120卡 | (避免高脂食物) | | | | |
| 油脂<br>每份45卡 | 3份 早1 午1 晚1 | 4 早1 午1 晚2 | 4 早1 午1 晚2 | 5 早1 午2 晚2 | 5 早1 午2 晚2 |
| 計算總熱量 | 1245 | 1360 | 1500 | 1670 | 1810 |

## 三餐的安排及食物的組合

1.以每日攝取總熱量約1200大卡為例，依前表的資料，再進一步列出三餐個別份量及每餐之食品參考內容。

| 項目 | 每日份量 | 早餐 | 三餐份量／食品內容（部分常用） 午餐 | 晚餐 |
|---|---|---|---|---|
| 脫脂類 每份80卡 | 1份（80卡） | 1份（80卡） 1杯240CC | | |
| 蔬菜 每份25卡 可食部分100公克 | 3份（75卡） | 1份（25卡） 絲瓜（菜瓜）約1/6個（請參考蔬菜類代換表，鼓勵多吃一點，可不需限量）大黃瓜生重約550~600公克 註：絲瓜（中）生重約650公克（23cm×9），可食部分約600公克等於6份量 | 1份（25卡） | 1份（25卡） |
| 水果類 每份60卡 | 2份（120卡） | | 1份（60卡） 桶柑、楊桃、土芭樂、水蜜桃、24世紀梨（小）、柳丁、蘋果、紅柿子、加州李子、奇異果、椪柑11個 | 1份（60卡） |
| 主食類 每份70 | 8份（560卡） | 2份（140卡） 1份＝吐司麵包1片＝餐包1個＝（油條1/2條）＝蕃薯＝1/4碗蕃薯 | 3份（210卡） 1份＝蘿蔔糕一片（6×8×1.5cm）＝1/2碗稀飯＝1/2碗麵條＝1/2碗米粉＝1/2個馬鈴薯＝1/4碗馬鈴薯（芋頭、紅豆、綠豆） | 3份（210卡） 燒餅1/2個＝1/3個波羅（或奶酥）小麵包＝1/3根玉米＝1/4個饅頭＝1/4碗乾飯＝1/4包速食麵＝1/4碗拉麵＝2大片蘇打餅＝2張春捲皮＝4張餃子皮＝7張餛飩皮＝10粒小湯圓 |

| 項目 | 每日份量 | 早餐 | 午餐 | 晚餐 | 食品內容（部分常用） |
|---|---|---|---|---|---|
| 魚肉（低脂）每份55卡<br>蛋豆（中脂）每份75卡<br>生為37.5公克<br>熟為30公克<br>高脂/每份120卡（避免攝取） | 5份<br>（275卡）<br>（375卡） | 1份（55卡/75卡） | 2份（110卡/150卡） | 2份（110卡/150卡） | 1份蛋白質＝1兩生瘦肉（37.5公克，熟食約30公克）＝1兩魚肉（約1/8片紅鮭魚排）（雞肉、豬肉、牛肉均同）＝1個蛋（50~70公克）＝1塊豆腐＝1杯豆漿（240CC低脂）＝2湯匙肉鬆＝（約）2~3片豬舌頭＝（約）2~3片生魚片㇆約1/8（大）片魚排＝10尾蝦仁<br>註：1片手掌大的鮭魚排、旗魚排、鱈魚排、重約270~300公克（半斤）。大約為8份蛋白質食量。<br>1條中型烤鰻魚約重200公克（去頭長約28~30公分）、約7份蛋白質食量。 |
| 油脂類<br>每份45卡 | 3份<br>（135卡） | 1份（45卡） | 1份（45卡） | 1份（45卡） | 1份＝1茶匙沙拉油＝一茶匙大豆油（玉米油、花生油、葵花子油、麻油、椰子油）＝培根1片＝一茶匙豬油（牛油）＝瑪琪琳＝2茶匙沙拉醬（奶油乳酪）＝3茶匙（1湯匙鮮奶油） |
| 計算總熱量 | 1245卡<br>～<br>1345卡 | 345卡/365卡 | 450卡/490卡 | 450卡/490卡 | |

從上面的簡表中可看出脫脂類、蔬菜(可無限制，最好當然是需控制)，水果類(1個)及油脂類(盡量少)之安排比較簡單，主食類及魚肉蛋豆(蛋白質)類之安排需較費心，因此再把此兩類放大列出其內容，供讀者參考。

## 2.主食類（五穀、根莖類為主）／每份70大卡（醣類15公克，蛋白質2公克），每天8份共560卡

| 每日總份量 | 早　餐 | 午　餐 | 晚　餐 |
|---|---|---|---|
| 8份/共560卡 | 2份/140卡 | 3份/210卡 | 3份/210卡 |
| 4碗稀飯=4碗麵條=4碗米粉=4碗冬粉=4個中馬鈴薯（或小蕃薯）=玉米2又2/3根=2碗乾飯=2個台灣饅頭（4/5個山東大饅頭）=2碗蕃薯（馬鈴薯、芋頭、紅、綠豆）=8片土司=8個小餐包=8片芋頭（蘿蔔糕）=16張春捲皮=16大片蘇打餅=32張餃子皮=56張餛飩皮=80粒小湯圓 註：1碗乾飯=4份 1碗乾飯=1個台灣饅頭=2碗稀飯=2碗麵條（米粉、冬粉） | 1碗稀飯=1碗麵條=1碗米粉=1碗冬粉=1個馬鈴薯（或小蕃薯）=玉米2/3根=1/2碗乾飯=1/2個台灣饅頭（1/5個山東饅頭）=1/2套燒餅油條=1/2碗蕃薯（馬鈴薯、芋頭、紅、綠豆）=2片土司=2個小餐包=2片芋頭糕（薯蔔糕）=4張春捲皮=4大片蘇打餅=8張餃子皮=14張餛飩皮=20粒小湯圓 註：台灣饅頭1個=2/5個山東大饅頭 | 1又1/2碗稀飯=1又1/2碗麵條=1又1/2碗米粉=1又1/2碗冬粉=1又1/2個中馬鈴薯（或小蕃薯）=玉米1根=3/4碗乾飯=3/4個台灣饅頭（3/10個山東饅頭）=3/4碗蕃薯（馬鈴薯、芋頭、紅、綠豆）=3片土司=3個小餐包=3片芋頭（蘿蔔糕）=6張春捲皮=6片大蘇打餅=12張餃子皮=21張餛飩皮=30粒小湯圓 | 1又1/2碗稀飯=1又1/2碗麵條=1又1/2碗米粉=1又1/2碗冬粉=1又1/2個中馬鈴薯（或小蕃薯）=玉米1根=3/4碗乾飯=3/4個台灣饅頭（3/10個山東饅頭）=3/4碗蕃薯（馬鈴薯、芋頭、紅、綠豆）=3片土司=3個小餐包=3片芋頭（蘿蔔糕）=6張春捲皮=6片大蘇打餅=12張餃子皮=21張餛飩皮=30粒小湯圓 |

註：以上任選一種可與其他類食物共同搭配。

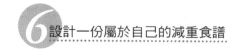

## 3.魚肉蛋豆（蛋白質）類 / 每份55卡～75卡 / 每天5份共 275（低脂）～375卡（中脂）

每份含蛋白質7公克脂肪含量：低脂3公克/中脂5公克/高脂10公克

| 每日總份量 | 早　餐 | 午　餐 | 晚　餐 |
|---|---|---|---|
| 5份/共275～375卡 | 1份/（55～75卡） | 2份/（110～150卡） | 2份/(110～150卡) |
| 5個雞蛋或5兩生肉（約190公克）熟肉150公克（1/4斤）或5/8片魚排（2/3手掌）或16～24小生魚片或小牛排1片（約半牛掌）或鰻魚3/4條（中）<br>註：一份熟肉約正方形肉30公克=5cm×5cm×1cm | 低脂類（含5公克）豆漿1杯240CC或里肌肉20公克 | 低脂類<br>草蝦60公克=蝦仁20尾=里肌肉60公克=海參200公克=赤鯮魚1尾120公克(可食約60公克) | 低脂類<br>海鮮同左<br>肉類同左<br>或家禽內臟(寧少勿多)生約60～70公克=肝臟生約50公克 |
| | 中脂類（含5公克）豆腐一塊（四方形）=五香豆乾3塊=黃豆乾3/4片=1個水泡蛋（50～65公克）=魚肉/豬肉鬆2湯匙×（25/20公克） | 中脂類<br>豬舌頭40公克，約4～16片=肉排約(生)7.5/(熟)60公克=魚丸類約60公克=2份鮭魚、旗魚排，約70公克，1/4片生魚片約4～6片 | 中脂類<br>豬內臟生約100～120公克=肉排約（生）70/（熟）60公克<br>=肉鯽、烏魚、虱目魚約（生）70/（熟）60公克 |
| | 高脂類(含10公克)油豆腐35公克或熱狗約50公克 | 高脂類<br>鱈魚生50公克約1/3片=秋刀魚(生)70公克=動物內臟(生)約35公克=熱狗、香腸類40～50公克，臘肉約25公克 | 高脂類(避免食用)豬大腸（生）約100公克=梅花肉、五花肉、三層肉、豬蹄膀，約(生)40～45公克=香腸類40～50公克=油豆腐70公克 |

## 4.三餐食物的安排

依前三表可很簡單的來搭配每天以及三餐所需的食物。例如：（僅供參考）

早餐（品質要好）：

脱脂類（1份），牛奶(240CC)一杯(1份)‧‧‧‧‧‧‧‧80卡

蔬菜（1份）（過水去油）

——小黃瓜或青瓜、泡菜、蕃茄均可　‧‧‧‧‧‧‧‧2.5卡

主食類（2份）——21片全麥土司(2份)　‧‧‧‧‧‧140卡

蛋白質類（1份）——1個水泡蛋(1份)　‧‧‧‧‧‧‧55卡

油脂類(1份)——培根一片(可夾土司)‧‧‧‧‧‧‧‧‧‧45卡

早餐總共熱量　‧‧‧‧‧‧‧‧‧‧‧‧‧‧‧‧‧‧‧‧‧‧‧‧‧345卡

說明：

本早餐熱量僅345卡，故全麥土司可塗抹稍許的果醬比較好吃，或可採煎荷包蛋來增加熱量。最好的方法可以增加蔬菜量以滿足食慾，例如大小黃瓜或泡菜，若是愛美的女士們則可增加水果1份來替帶油脂類，獲取較多的維生素及其他營養素。水果可採小蕃茄，富含維生素、礦物質，也是鐵、鋅、硒（抗氧化礦物質）微量礦物質之重要食物來源，除外它尚含 $\beta$-葫蘿蔔素，最近深受重視的則是其所含的豐富茄紅色素，是一種強而有力的抗氧化劑，對於某些癌症有非常好的預防效果，值得鼓勵的健康食品。

本早餐對於一般人已足夠，是很精緻且營養。

午餐：

（吃自助餐或外食，可採挑選多種類食品以獲取各種維生素、礦物質）

（沙拉油容易消化吸收為主）

蔬菜類（1份）

——水煮深色蔬菜（種類寧多勿少）·················25卡

水果類（1份）

——蘋果一顆或1/6個木瓜(中)·················60卡

主食類（3份）

——3/4碗地瓜飯（或五穀飯）·················210卡

蛋白質類（2份）

——魚排1/4片或豬舌頭的5片（熟60公克）·········110卡

油脂類(1份)——自行選用·················45卡

午餐總共熱量·················450卡


說明：

蔬菜可加1份以滿足口腹。

午餐盡量以容易吸收較好，以可縮短飯後昏昏沈沈時間。

水果類可分開食用，在三點半時可當作點心用，以補充體內之葡萄糖。木瓜可以幫助消化。

油脂類省略時便可增加水果量或蔬菜量。

本午餐對一般人而言已足夠了，精緻且營養，對身體又健康。

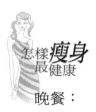

晚餐：

（在家用餐蔬菜量可多，纖維豐富可增加飽足感更可延長消化吸收時間，避免睡前飢餓）

蔬菜類（1份）

——富含纖維之綠色蔬菜（份量可放寬）………25卡

水果類（1份）

——1/2根香蕉或1/2個泰國芭樂 ………………60卡

主食類（3份）

——3/4碗五穀飯或玉米一根或3/4個饅頭……210卡

蛋白質類（2份）

——里肌肉或魚肉（熟60公克）………………110卡

油脂類（1份）

——沙拉醬2茶匙（自行選用，最好不用）……45卡

晚餐總共熱量 ……………………………………450卡


說明：

晚餐熱量寧少勿多，多餘的熱量若沒消耗掉則是變成脂肪，長久下來身材不變才怪。

油脂類可不用就不用，這是最容易變成脂肪而堆積於體內，為滿足口腹可增加蔬菜或低熱水果量，此中的青瓜、大小黃瓜、泡菜、蕃茄、小蕃茄均是很好的選擇。

依(1)(2)(3)表便可很簡單的來安排三餐，此三格表不妨自己作成圖表，護背加框後可掛於桌牆上，隨時注意，全家共讀，效果會特別好。

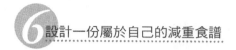

## 5.低熱量食譜──正確的減重飲食女性每日不可低於1200大卡，男性不可低於1400大卡。

## 每日1200大卡的食譜

### 食譜一

早餐：

西式：

- 脫脂牛奶1杯（240CC)或脫脂奶粉3湯匙
- 全麥吐司2片
- 荷包蛋1個（油1份煎）
- 果汁100CC

中式：

- 脫脂牛奶1杯240CC
- 稀飯1碗
- 滷蛋或水煮蛋1個
- 炒青菜或醬菜少許
- 果汁100CC

中餐：

- 1碗陽春麵（吃飯的碗）
- 清蒸魚（赤鯮魚120公克）
- 涼拌菠菜、胡蘿蔔
- 去油冬瓜湯
- 柳丁1個

晚餐：

- 乾飯8分滿

- 紅燒里肌2兩
- 味噌豆腐湯（豆腐100公克）
- 炒萵苣菜或涼拌小黃瓜
- 楊桃（中）1個

**食譜二**

早餐：

- 脫脂牛奶1杯
- 全麥吐司1片
- 肉鬆15克

午餐：

- 什錦米粉湯（濕米粉55克、肉絲30克、蝦仁20克、花枝60克、韭菜、豆芽菜）
- 青菜1又1/2份
- 水果：蕃石榴1/3個

晚餐：

- 乾飯1/3碗
- 蒸蛋1個
- 芹菜肉絲（芹菜50克、肉絲1又1/2兩）
- 炒青菜1又1/2份
- 水果：水梨（小）1個

**食譜三**

早餐：

- 脫脂牛奶1杯

- 全麥吐司1片
- 水煮蛋1個

午餐：

- 乾飯1/2碗
- 烤味噌魚1又1/2兩
- 紅燒肉（肉塊2兩、紅蘿蔔30克、海帶結20克）
- 炒青菜1又1/2份
- 水果：鳳梨90克

晚餐：

- 乾飯1/3碗
- 滷豆腐1塊
- 涼拌、小黃瓜、花枝（小黃瓜50克、花枝70克）
- 炒青菜1又1/2份
- 水果：香瓜1/3個

## 食譜四

早餐：

- 稀飯1又1/4碗
- 雪菜肉末絞肉1兩
- 炒青菜1份

午餐：

- 乾飯或熟麵條3/4碗
- 烤肉串（青椒40克、肉30克、胡蘿蔔30克）
- 韭菜花炒肉絲（韭菜花50克、內絲1/2兩）
- 炒高麗菜1份

- 水果：葡萄10顆

晚餐：

- 乾飯或熟麵條3/4碗
- 蒸魚：魚肉（含骨）120公克
- 涼拌雞絲（雞胸肉1/2兩、小黃瓜50克、洋菜少許）
- 炒芥蘭菜1份
- 水果：西瓜連皮300公克

食譜五

早餐：

- 豆漿1杯240CC（不加糖）
- 小饅頭2個
- 炒酸菜50克

午餐：

- 什錦麵（熟麵條125克、肉絲1兩、蛋1/2個、小白菜70克、胡蘿蔔30克、蔥花）
- 涼拌蒟蒻四季豆（蒟蒻50公克）
- 水果：葡萄柚半個

晚餐：

- 水餃（餃子10個：其中餡含絞肉1又1/2兩、高麗菜、麻油5公克）
- 水果：木瓜1/6個

## 6.其他總熱量1500/1800大卡三餐食物之安排：

我們不妨參考「食物份量表」的資料，可以發現1200/1500/1800大卡三種不同熱量食物之安排，其中的脫脂類、蔬菜類、水果類是沒有差別的，份量最主要的差別是主食類、蛋白質類及油脂類，特別是主食類，請參考下表：

### 主食類三餐份量之安排（每份）70卡

| 每日總熱量 | 每日總份量 | 早餐份量 | 午餐份量 | 晚餐份量 |
|---|---|---|---|---|
| 1200大卡 | 8 | 2 | 3 | 3 |
| 1500大卡 | 11 | 3 | 4 | 4 |
| 1800大卡 | 14 | 4 | 5 | 5 |

註：差異較大主食可增加1份甚至2份。

### 蛋白質類三餐份量之安排（每份低脂55卡～高脂120卡）

| 每日總熱量 | 每日總份量 | 早餐份量 | 午餐份量 | 晚餐份量 |
|---|---|---|---|---|
| 1200大卡 | 5 | 1 | 2 | 2 |
| 1500大卡 | 5 | 1 | 2 | 2 |
| 1800大卡 | 6 | 2 | 2 | 2 |

註：差異量很小，只要早餐份量增加1份便可。

### 油脂類三餐份量之安排（每份45卡）

| 每日總熱量 | 每日總份量 | 早餐份量 | 午餐份量 | 晚餐份量 |
|---|---|---|---|---|
| 1200大卡 | 3 | 1 | 1 | 1 |
| 1500大卡 | 4 | 1 | 1 | 2 |
| 1800大卡 | 5 | 1 | 2 | 2 |

註：差異量很小，只要在午餐、晚餐增加1份便可。

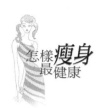

　　以上三表中可看出三種不同總熱量的三餐安排差異較大的是主食類，蛋白質類及油脂類較少。最主要是鼓勵多攝取根莖五穀（富含纖維及礦物質、維生素）類，此類食品是提供身體最乾淨無污染的營養素。因此在增加熱量的要求下，可增加1份（1/2碗稀飯）甚至2份（1/2碗乾飯）的主食（請參看食物代換表），然後稍增加1份蛋白質食物，或油脂類食物份，便可達到較高熱量之目標。我們只要熟悉1200大卡之安排，那麼1500、1800大卡之安排便不會困難，因此我不想浪費篇幅來作此兩種三餐之安排，請讀者在量上稍微提高便可。但是減重有一個基本原則，在合理的規範下，熱量的安排寧少勿多，特別是晚餐，因為晚餐後多餘的熱量便是肥胖的最主要因素之一。晚餐控制成功便是減重成功的重大一步。

　　上述食物之安排採大同小異原則，對於三餐食物之安排若有疑問，不妨請教較有經驗的營養師，坊間有各式各樣的食譜，其水準參差不齊，可以比較後當作參考。事實上了解上述的內容後，不妨自己嘗試菜單，然後請教營養師，那麼你會發現天下之煩事，並非如想像那麼的惱人，加油吧！

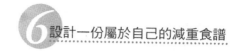

設計一份屬於自己的減重食譜

## 部分外食的大約熱量：

中日式

| 食 品 | 份 量 | 含主食類份量 | 含肉類份量 | 含油脂類份量 | 熱量/卡 |
|---|---|---|---|---|---|
| 雞腿便當 | 1盒 | 4～6 | 4～5 | 1～2 | 650～900 |
| 排骨便當 | 1盒 | 4～6 | 4～5 | 1～2 | 660～900 |
| 牛肉麵 | 1大碗 | 4 | 2～4 | 3 | 510 |
| 各式炒麵 | 1 | 2 | 1/2 | 2 | 260 |
| 各式湯麵 | 1 | 2 | 1/2 | 1/2 | 260 |
| 煮烏龍麵 | 1 | 2 | 2 | | 240 |
| 肉包 | 1個 | 2 | 1/2 | 1/2 | 200 |
| 小籠包 | 2個 | 2 | 1/2 | 1/2 | 200 |
| 叉燒包 | 2個 | 3 | 1又1/2 | 1又1/2 | 320 |
| 水餃 | 8個 | 2 | 2 | 1 | 320 |
| 餛飩（小） | 14個 | 2 | 2 | 1 | 320 |
| 水晶餃 | 4個 | 2 | 1/2 | 1/4 | 185 |
| 蘿蔔糕 | 2片 | 2 | ― | 1 | 180 |
| 芋粿 | 1片 | 2又1/2 | ― | 1/2 | 190 |
| 蔥油餅 | 1/8片 | 1又1/2 | ― | 2 | 160 |
| 蚵仔煎 | 1份 | 2 | 2 | 2 | 380 |
| 蛋餅 | 1份 | 1 | 1 | 2 | 235 |
| 蚵仔麵線 | 1碗 | 2 | 1/2 | 1 | 200 |
| 豆皮壽司 | 2個 | 2 | 1/2 | ― | 170 |
| 花壽司 | 2片 | 1又1/4 | 1/2 | 1/2 | 140 |
| 茶碗蒸 | 1茶碗 | | 1 | | 55 |

說明：

1.減重者採每日1200、1500或1800大卡為準的話，依前面三餐份量之安排，午、晚餐主食是3～5份，蛋白質採2份，熱量500卡內，因此半個便當較為妥當，若不能滿足食慾，則不妨增加水煮蔬菜或低熱量蔬果。

記住！便當下層的含汁飯不去碰它，餵你的寵物，牠會非常高興，一舉兩得。

2.吃牛肉麵可少吃一口（採最後一口不吃法），湯也少喝改喝茶水。

3.早餐的安排主食類份量是2～4份，蛋白質類是1～2份，油脂類盡量少，以免容易產生疲倦感。總熱量350卡內為佳。

4.速食麵1包或1碗重量60～80～90公克不一。

所含的熱量約400大卡～500大卡，幾乎等值於午、晚餐之控制熱量。速食便粥1份重50至110克，所含熱量約380～450大卡，已超過350卡，早餐控制之熱量，不能忽視。

### 西式：麵包類

| 食　品 | 份　量 | 含主食類份量 | 含肉類份量 | 含油脂類份量 | 總熱量 |
|---|---|---|---|---|---|
| 三明治 | 1個 | 2 | 2 | 3 | 415 |
| 火腿三明治 | 1 | 2 | 1 | 2 | 300 |
| 起司三明治 | 1 | 2 | 2/3 | — | 200 |
| 菠蘿麵包 | 1 | 3又1/2 | — | 3 | 373 |
| 奶酥麵包 | 1 | 3又1/2 | — | 3 | 372 |
| 蔥花鹹麵包 | 1 | 2 | — | 1 | 180 |
| 全麥小餐包 | 2 | 2 | — | — | 135 |
| 熱狗大亨 | 1份 | 2 | 1 | 1 | 255 |

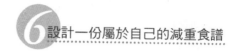

## 西式：速食類

（以麥當勞作為參考，其他類似的產品熱量不會較小，可能更高）

| 食　品 | 份　量 | 含主食類份量 | 含肉類份　量 | 含油脂類份量 | 總熱量 |
|---|---|---|---|---|---|
| 麥香堡 | 1 | 3 | 4.5 | 0.5 | 560 |
| 麥香雞 | 1 | 2.5 | 2.5 | 3.5 | 490 |
| 麥香魚 | 1 | 3 | 2.25 | 1.5 | 440 |
| 雙層吉事堡 | 1 | 2 | 4 | 0.5 | 485 |
| 雙層漢堡 | 1 | 2 | 3.5 | | 390 |
| 鮮肉滿福堡 | 1 | 2 | 1.5 | 2 | 370 |
| 滿福堡 | 1 | 2 | 2 | | 290 |
| 吉事漢堡 | 1 | 2 | 1 | 0.5 | 310 |
| 漢堡 | 1 | 2 | 1 | | 260 |
| 麥克雞塊 | 6塊 | 1 | 2.5 | 2 | 290 |
| 蘋果派 | | 1 | | 3 | 260 |
| 薯條 | | 3 | | 4 | 400 |

怎樣瘦身
最健康

## 西式：其他炸雞/披薩類

| 食　品 | 份　量 | 含主食類份量 | 含肉類份　量 | 含油脂類份量 | 總熱量 |
|---|---|---|---|---|---|
| 雞大腿 | 1支 | 1 | 2.5 | 2.5 | 371 |
| 雞胸中段 | 1 | 1 | 3.5 | 0.5 | 353 |
| 雞胸側位 | 1 | 1 | 3.5 | 0.5 | 354 |
| 雞大腿（原味） | 1 | 0.5 | 2 | 2 | 278 |
| 雞胸側位（原味） | 1 | 0.5 | 3 | | 276 |
| 雞胸中段（原味） | 1 | 0.5 | 3 | | 257 |
| 翅膀 | 1 | 0.5 | 1.5 | 1.5 | 218 |
| 雞翅膀（原味） | 1 | 0.5 | 1.5 | 1 | 181 |
| 棒棒雞 | 1 | 0.5 | 1.5 | 0.5 | 173 |
| 棒棒雞（原味） | 1 | 0.5 | 2 | | 147 |
| 美國玉米 | 1 | 2 | | 0.5 | 176 |
| 小比薩（厚） | 1/8 | 2 | 1.5 | | 250 |
| 大比薩（厚） | 1/8 | 2.5 | 2 | | 320 |
| 個人比薩（薄） | 1 | 8.5 | 6 | | 1005 |
| 個人比薩（厚） | 1 | 9.5 | 6 | | 1030 |

**說明：**

零食、餅乾、點心類，除了無糖或低糖果凍或石花茶凍外，吃了對身體有害無益，不必考慮，故不列其資料。

飲料，除了健怡可樂/雪碧，低熱量每鋁罐裝約0.9/3卡外；可以綠茶水替代之，綠茶是保健食品。

酒類除了啤酒熱量較低約35～45大卡/100毫升外，其他的熱量均不低，雙露五加皮、茅台酒、高粱酒、大麴酒均高達300大卡/100毫升以上，特別是大麴酒可達364大卡/100毫升，葡萄淡酒或葡萄酒類、紅露酒、黃酒、紹興酒等在60～100大卡/100毫升之間，淺嚐可也，大可不必逞英雄，醉後成狗雄，實非智仁勇者之舉，減重者最好愛而避之。

註：以上資料參考台大醫院健康教室減肥班學員講義並附加說明。

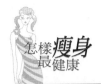

# 一.理想體重(Ideal Body Weight-IBW)之估算

## （一）

1. 男性＝（身高（公分）－80）×0.7±10％

　　——稱為807方法

2. 女性＝（身高（公分）－70）×0.6±10％

　　——稱為706方法

例如：身高165公分，則

　　　　男(165－80)×0.7=59.5公斤±10％；

　　　　女(165－70)×0.6=57公斤±10％。

## （二）

理想體重＝理想指數（約22）×身高（公尺）$^2$

例如：22×（1.66公尺$^2$）=60.7公斤

### 1.身體質量指數(Body Mass Index——BMI)

BMI（kg/m$^2$）＝體重（公斤）/（身高/公尺）$^2$

BMI男性平均為21.9——22.4

女性平均為21.3——22.1

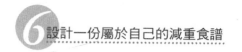

（22為理想值）

BMI為20～25……正常
　　　25～28……過重
　　　28以上……肥胖
　　　30～40……中度肥胖
　　　40以上……重度肥胖

## 2.肥胖

　　體重超過理想體重20%以上者稱為肥胖，界於10～20%者稱為過重。

超重百分比公式＝
　　目前體重－理想體重/理想體重×100%

## （三）理想體重（參考用）

1.男性＝（身高（公分）－100）×0.9±10%
2.女性＝（身高（公分）－100）×0.85±10%

例如：身高165公分，則
　　　男(165－100)×0.9=98.5公斤±10%；
　　　女(165－100)×0.85=55公斤±10%

# 二.成年人之理想體重範圍

| 身 高<br>(公分) | 理想體重範圍<br>(公斤) | 身 高<br>(公分) | 理想體重範圍<br>（公斤） |
|---|---|---|---|
| 145 | 41.5～51.0 | 166 | 54.5～66.5 |
| 146 | 42.0～51.5 | 167 | 55.0～67.5 |
| 147 | 43.0～52.0 | 168 | 56.0～68.5 |
| 148 | 43.5～53.0 | 169 | 56.5～69.0 |
| 149 | 44.0～53.5 | 170 | 57.0～70.0 |
| 150 | 44.5～54.5 | 171 | 58.0～71.0 |
| 151 | 45.0～55.0 | 172 | 58.5～71.5 |
| 152 | 46.0～56.0 | 173 | 59.0～72.5 |
| 153 | 46.5～57.0 | 174 | 60.0～73.5 |
| 154 | 47.0～57.5 | 175 | 60.5～74.0 |
| 155 | 47.5～58.0 | 176 | 61.5～75.0 |
| 156 | 48.0～59.0 | 177 | 62.0～76.0 |
| 157 | 49.0～59.5 | 178 | 62.5～76.5 |
| 158 | 49.5～60.5 | 179 | 63.5～77.5 |
| 159 | 50.0～61.0 | 180 | 64.0～78.5 |
| 160 | 50.5～62.0 | 181 | 65.0～79.5 |
| 161 | 51.5～62.5 | 182 | 65.5～80.0 |
| 162 | 52.0～63.5 | 183 | 66.0～81.0 |
| 163 | 53.0～64.5 | 184 | 67.0～82.0 |
| 164 | 53.5～65.0 | 185 | 68.0～83.0 |
| 165 | 54.0～66.0 | 186 | 68.5～84.0 |

備註：

1.理想體重（公斤）＝22×身高（公尺）

　即BMI(Body Mass Index，身體質量指數)

　體重(公斤)/身高$^2$(公尺$^2$)=22。

2.理想體重範圍為理想體重±10％

　資料來源：衛生署

## 粗略評估值：

### (1)身高（公分）×1/3得

150×1/3=50

156×1/3=52

159×1/3=53

162×1/3=54

165×1/3=55

168×1/3=56（以上＋5公斤）

170×1/3=57

171×1/3=57

174×1/3=58

177×1/3=59

180×1/3=60

186×1/3=62（以上＋10公斤）

### (2)結果：

（150～170公分）×1/3＋5公斤

（170～190公分）×1/3＋10公斤

## 在理想範圍內的粗略值

此值粗略，但可快速求出體重是否在理想值內，偷懶的人可參考。

# 三.基礎代謝率(BMR)之估算

1.美國年青女性可以體重（公斤）×2.206磅×11（或12）

2.國人一般女性可以體重（公斤）×2.206磅×10

　（例如：55公斤×2.206×10=1213大卡）

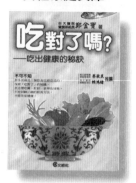

國家圖書館出版品預行編目資料

怎樣瘦身最健康／鄭金寶 著．——第一版．
——台北市：文經社，2001〔民90〕
面；　　公分．——（文經家庭文庫；88）
ISBN 957-663-315-X（平裝）


1.減肥 2.飲食
411.35　　　　　　　　　　　90015286

**Ⓒ文經社**

文經家庭文庫 88

# 怎樣瘦身最健康

著 作 人—鄭金寶
發 行 人—趙元美
社　　長—吳榮斌
企劃編輯—賴秋華
美術設計—張欣怡・吳淑萍
出 版 者—文經出版社有限公司
登 記 證—新聞局局版台業字第2424號
＜總社・編輯部＞：
地　　址—104 台北市建國北路二段66號11樓之一（文經大樓）
電　　話—（02）2517-6688（代表號）
傳　　真—（02）2515-3368
E - m a i l—cosmax66@m4.is.net.tw
＜業務部＞：
地　　址—241 台北縣三重市光復路一段61巷27號11樓A（鴻運大樓）
電　　話—（02）2278-3158・2278-2563
傳　　真—（02）2278-3168
郵撥帳號—05088806文經出版社有限公司
印 刷 所—松霖彩色印刷事業有限公司
法律顧問—鄭玉燦律師 （02）2369-8561
發 行 日—2001 年 10 月第一版第 1 刷
　　　　　2002 年 1 月　　　第 3 刷

定價／新台幣 200 元　　　　Printed in Taiwan

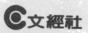
文經社

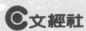
文經社

文經社